JN003084

PERFECT MASTER

歯科国試
パーフェクトマスター

全部床義歯補綴学

西山雄一郎　著

第2版

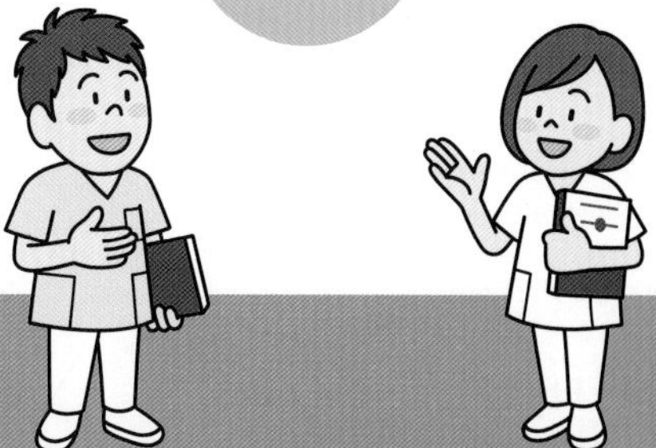

医歯薬出版株式会社

執筆者

鶴見大学歯学部有床義歯補綴学講座

西山雄一郎

本書中のマークの見方

Check Point	：各章の最も大切な項目
よくでる	：歯科医師国家試験に頻出の内容
CHECK!	：必ず押さえておきたい重要ポイント
（点線角丸枠）	：大切なキーワード，キーポイント
（点線枠）	：理解を助ける補足
コラム	：著者からのアドバイス

This book is originally published in Japanese
under the title of :
Shikakokushi Pāfekutomasutā Zenbushō-Gishi Hotetsugaku
(Complete denture Prosthodontics for National Board of Dental Examination)

Nishiyama, Yuichiro
Senior Lecturer, Department of Removable Prosthodontics
Tsurumi University, School of Dental Medicine

© 2019 1st ed.
© 2022 2nd ed.

ISHIYAKU PUBLISHERS, INC.
7-10, Honkomagome 1 chome, Bunkyo-ku,
Tokyo 113-8612, Japan

はじめに

全部床義歯補綴学とは，片顎または上下両顎のすべての歯を喪失した患者に対し，歯とその周囲組織を全部床義歯により補綴することで，形態と機能および外観を回復させるとともに，患者のQOLの維持・向上を図るために必要な理論と技術を考究する学問です．

わが国の65歳以上の高齢者人口は約3,640万人で，総人口に占める割合は29.1％となり，人口，割合ともに過去最高となりました（2022年3月15日現在）．この割合は今後も上昇を続け，2035年には3人に1人が高齢者になると見込まれ，諸外国に例をみないスピードで高齢化が進行しています．このような社会的背景からも，今後，ますますの無歯顎患者の増加が見込まれ，全部床義歯による補綴治療が高齢者の口腔環境を改善し，健康寿命の延伸に寄与することは大きな意義があると考えます．

このような社会情勢の変化に合わせて，令和5年版歯科医師国家試験出題基準では，「高齢化等による疾病構造の変化に伴う歯科診療の変化に関する内容」や「口腔機能の維持向上や摂食機能障害への歯科診療に関する内容」の項目について引き続き充実が図られていることからも，歯科医師国家試験の出題傾向と内容が変容していることが理解できます．

以上を踏まえて，本書では下記に配慮した構成としました．

・標準的な全部床義歯補綴学の教科書『無歯顎補綴治療学第4版』（医歯薬出版）に準拠し，重要項目をできるだけ簡潔に記載しました．また，図表と写真を多用することで理解を促す一助としました．

・学術用語は，『歯科補綴学専門用語集 第5版』に準拠し，歯科医師国家試験出題基準との整合性を図り，かつ上述の出題傾向の変容に対応できる内容を加味しました．

・全部床義歯補綴学の総論と各論領域に加えて，特殊な装置による治療について簡潔かつ明瞭に記載しました．

本書が，これからの歯科医療を担う多くの歯学生に活用され，全部床義歯補綴学への理解が深まる助力となれば幸甚です．

本書のいくつかの写真は，鶴見大学 細井紀雄名誉教授と大久保力廣教授にご提供いただきました．ここに深く感謝の意を記します．

2022年5月

西山雄一郎

歯科国試パーフェクトマスター

全部床義歯補綴学 第 2 版　目次

Chapter 1
口腔・顎顔面の加齢変化

Check Point

・加齢・老化による口腔・顎顔面の変化を理解する.

Ⅰ. 解剖学的，組織学的変化 よくでる

A 骨

・多孔化（下顎骨重量の低下）
・顎骨の萎縮
・骨密度の低下（骨粗鬆症）
・骨塩量の低下（易骨折性）
・骨髄の線維化
・造血能の低下（脂肪髄）
・大口蓋孔の拡大
・上顎洞底-歯槽頂間距離の減少

B 粘膜

・角化の亢進による弾性（被圧縮性）の低下
・上皮下組織細胞の減少による菲薄化

C 舌

・緊張度の低下
・味蕾の減少➡味覚の鈍化
・脂肪組織の増加（筋組織への脂肪浸潤）
・上皮の菲薄化
・上皮突起の減少

D 顎堤

骨吸収により萎縮し，平坦化する．

CHECK! 顎堤吸収の要因

・解剖学的な要因：顎堤の骨の質と量，骨密度
・全身的な要因：骨粗鬆症など
・義歯から加えられる機械的な要因：義歯を介して伝達される過剰な力

E 顎堤弓（歯槽頂）

1）前歯部顎堤

・上顎前歯部：唇側歯槽骨が吸収（歯槽頂が口蓋側に移動）し，**顎堤弓は狭小化**する．
・下顎前歯部：垂直的骨吸収が著明

2）臼歯部顎堤

・上顎臼歯部：頬側歯槽骨が吸収（歯槽頂は口蓋側に移動）し，**顎堤弓は狭小化**する．
・下顎臼歯部：舌側歯槽骨が吸収（歯槽頂は頬側に移動）し，**顎堤弓は拡大化**する．

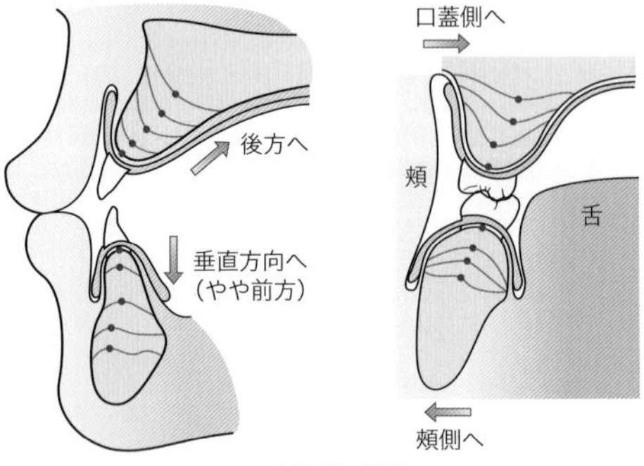

•：歯槽頂の位置

F 下顎角 (→ p.14 参照)

鈍角化（開大）する.

G 顎関節

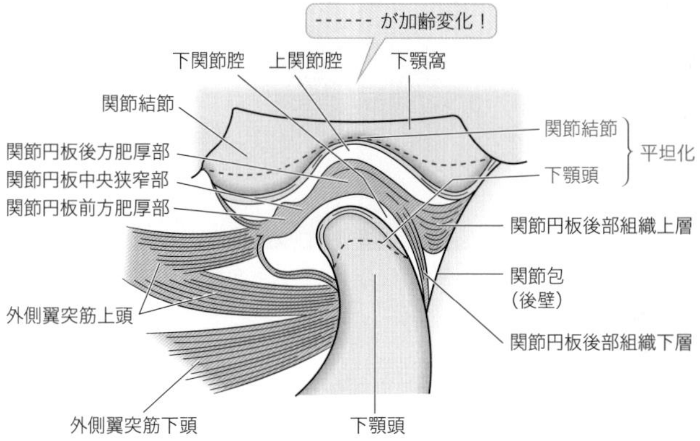

・下顎頭の萎縮

・下顎頭の平坦化

・関節円板・関節包の弾性が低下し線維化

・関節結節が吸収し平坦化➡矢状顆路傾斜角が小さくなる

・可動域の増大➡下顎運動の複雑化（不安定化）

・矢状顆路傾斜角の減少➡顎位が変化しやすくなる

CHECK! 歯の喪失による顎関節の機能的変化

・関節結節の吸収（平坦化）により，有歯顎者と比べて無歯顎者の矢状顆路傾斜角は小さくなり，顎位が変化しやすくなる.
・関節包など周囲軟組織の弾性が低下するため，下顎頭の運動範囲が大きくなる.

H 顔貌

歯の喪失による顔貌の変化：リップサポートの不足，咬合高径の低下，オトガイの前突を認める．➡**無歯顎様顔貌（老人様顔貌）**

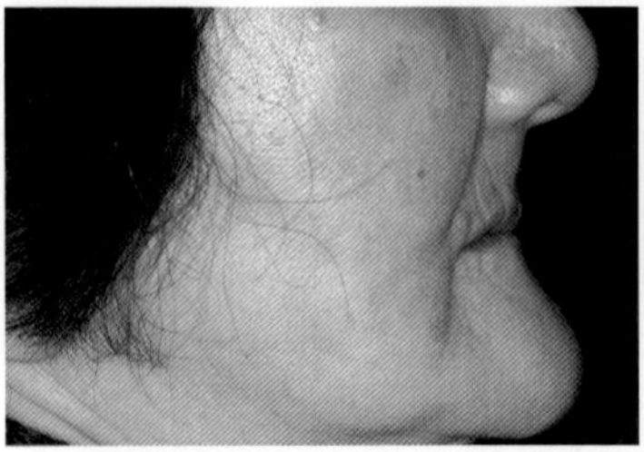

無歯顎様顔貌(老人様顔貌)

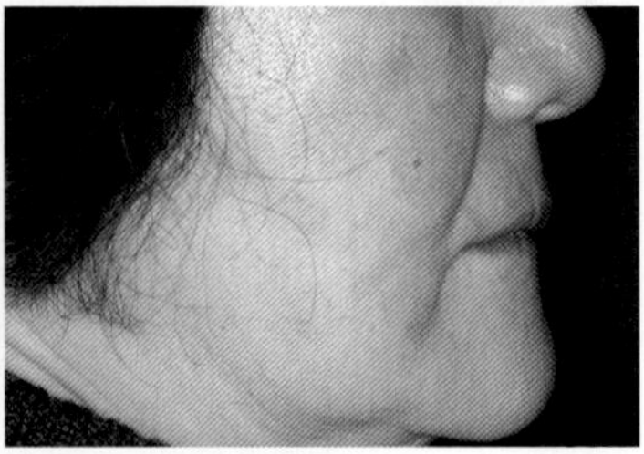

義歯による咬合高径とリップサポートの回復

1）口唇部

・緊張低下

・赤唇は薄く直線的になる．

・リップサポートの不足

・上唇溝（人中）・オトガイ唇溝は不明瞭になる．

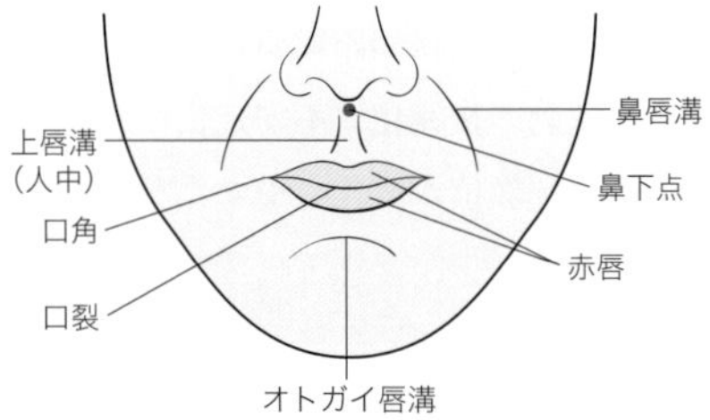

顔貌の解剖学的指標(ランドマーク)

リップサポート
特に上唇の口唇支持のこと．歯の喪失によりリップサポートが不足すると口唇が陥凹して無歯顎様顔貌となる．

2）鼻唇溝

鼻唇溝は深くなる．

3）頬部

緊張度が低下し，内方へ落ち込む（陥凹）．

4）口角部

下垂し，周囲に放射状のしわが生じる．➡口角びらん

5）オトガイ

オトガイは後退せず，**前突する**（反時計回り方向への回転）．

6）鼻下点－オトガイ点間距離

鼻下点－オトガイ点間距離は減少し，**咬合高径が低下**する．

CHECK!　歯の喪失による変化

1）前歯の喪失➡顔貌の不良（審美障害），発音困難
2）臼歯の喪失➡咀嚼困難，嚥下困難

Ⅱ．生理的変化

A 運動機能の低下

・筋機能低下による食物の咽頭への侵入頻度の増大（咽頭挙上量の低下）
・誤嚥しやすくなる➡**誤嚥性肺炎**のリスクが増大
・最大咬合力の低下
・舌圧の低下（最大舌圧 30 kpa 以下で低舌圧）
・舌・口唇の運動機能の低下

B 感覚機能の低下

味も痛みも
感じにくくなる！

感覚受容器の閾値上昇（味覚の鈍麻と疼痛閾値の上昇）

C オーラルディスキネジア

・**口腔領域にみられる異常な不随意運動**で，舌の突出と異常な口唇の動きを伴う．

・60歳以上の高齢者に発現することが多い．

・**抗精神病薬や抗 Parkinson 病薬の長期間服用の副作用**で発現することが多いが，薬物とは無関係に**特発的に**発現することもある．

・義歯装着に困難をきたすことがある．

D 唾液分泌量の減少（安静時唾液）

反射性唾液の分泌量・性状は変化が少ない！

・分泌型 IgA 濃度の低下

➡細菌やその他の因子に対する防御機構が低下

・粘稠度の増加による口腔粘膜への潤滑作用の低下

・口腔乾燥

・舌運動の障害

・義歯の維持力・咀嚼能率・嚥下機能の低下

・味覚の低下

・薬物服用（抗コリン薬，降圧薬など）により，唾液分泌は抑制される．

E 食物摂取状態の変化

咀嚼能力の低下に伴う硬性食品の摂取困難

F 適応能力の低下

義歯に対する適応能力の低下

CHECK! 口腔機能低下症

口腔機能低下症は，下記のような複数の口腔機能が低下した状態である．

・口腔内の微生物の増加
・口腔乾燥
・咬合力の低下
・舌や口唇の運動機能の低下
・舌の筋力低下
・咀嚼や嚥下機能の低下　　など

コラム：フレイルとオーラルフレイル

フレイルとは，筋力や心身の活力が低下した状態で，適切な対応により，高齢者が要介護状態に陥ることを回避できる可逆的な状態をさす．

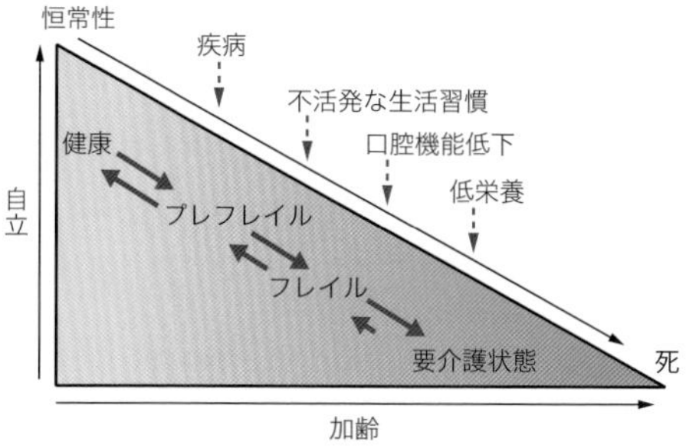

フレイルの概念図（三浦ほか，2016[9]）

オーラルフレイルとは，口腔に現れる虚弱を意味し，滑舌の低下やわずかなむせや食べこぼしがみられ，噛めない食品が増加する状態をさす．前段階として，口腔リテラシー（口腔への関心度）の低下による歯の喪失（歯周病・齲蝕などによる）がある．

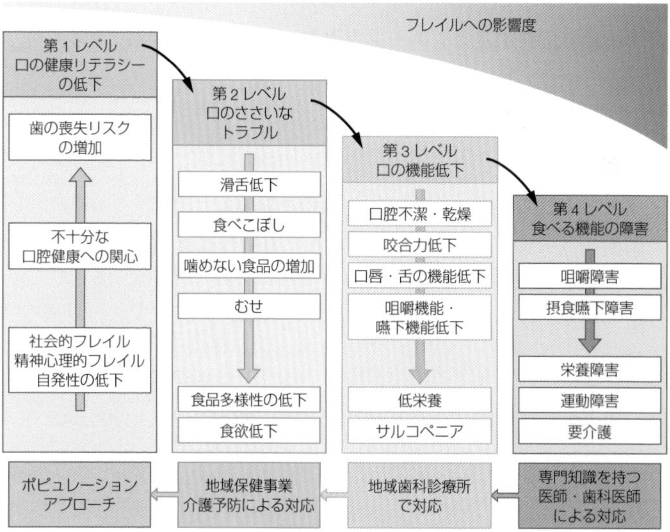

オーラルフレイル概念図（日本歯科医師会，2020[10]）

Chapter 2

下顎位と下顎運動要素

Check Point

・下顎位と下顎運動要素を理解する.

上顎を基準とした場合の顎位

Ⅰ. 下顎位

A 咬頭嵌合位 (→ p.13 参照)

・上下顎の歯列が最も多くの部位で接触する安定した下顎位
・正常有歯顎者では，咀嚼終末位，習慣性開閉口終末位，筋肉位，嚥下位と一致する.
・全身運動に付随するクレンチング（強いかみしめ）時の下顎位
・下顎頭の位置にかかわらない（咬合位）.

B 下顎安静位 (→ p.13 参照)

・上体を起こして安静にしているときの下顎位
・咬頭嵌合位の 2〜3 mm 下方に位置し，習慣性開閉口路（→ p.13 参照）上に存在する.
・体位，頭位の影響を受ける.
・筋電図で推測できる（→ p.50 参照）.
・無歯顎やすれ違い咬合の咬合高径の決定に利用される.

C 下顎最後退位 (→ p.13 参照)

・下顎後退位の中で最も後方に位置する下顎位
・終末蝶番運動の開始点
・体位，頭位に影響されない再現性のある下顎位
・ゴシックアーチの頂点（アペックス）に一致する．

終末蝶番運動：左右の下顎頭が最後退位にあるときの蝶番運動（滑走を伴わない回転運動）．

D 偏心咬合位

咬頭嵌合位から上下顎の歯を接触させた状態で，前方，側方，後方に滑走させたときのすべての下顎位

E 嚥下位

嚥下時の下顎位

正常有歯顎者では，嚥下時に**咬頭嵌合位付近**で咬合接触する．

CHECK! 嚥下位の臨床的意義

・嚥下時に下顎は舌骨上筋群によって後方誘導されるため，ほぼ一定の水平的な位置関係が記録される．
・無歯顎者の垂直的・水平的顎間関係の設定に利用される（→ p.75，76 参照）．

F 発音位

発音時の下顎位

1）S 発音位

・［s］音を発音するときの下顎位
・最小発音間隙（1～2 mm）

CHECK! S 発音位の臨床的意義

・咬合高径の決定に利用（→ p.75 参照）
・前歯部人工歯の排列位置の決定に利用（→ p.93 参照）
・前歯部人工歯排列後の口蓋部歯肉形態の適正性の判定に利用（→ p.104 参照）

2）M 発音位

・［m］音を発音するときの下顎位

・下顎安静位と近似

G 筋肉位

・咀嚼筋群が協調活動した状態で，下顎安静位から閉口することによって得られる下顎位

・正常有歯顎者では，**筋肉位と咬頭嵌合位は一致**する．

・筋によって誘導される下顎位➡下顎安静位，筋肉位
・歯によって規制される下顎位➡咬頭嵌合位，偏心咬合位
・下顎頭の位置による下顎位　➡下顎最後退咬合位（下顎頭が下顎窩内で最も後方に位置する状態での咬合位），下顎頭安定位（下顎頭が下顎窩の中で緊張なく安定する位置）

Ⅱ．下顎運動要素　よくでる

A 全部床義歯に関連する基準平面と指標

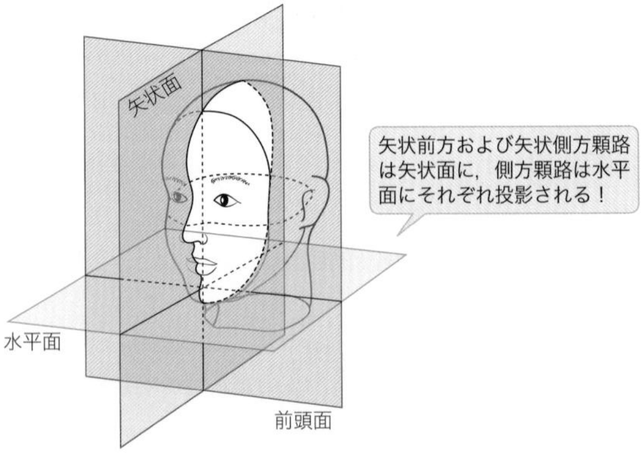

1）咬合平面 有歯顎者における水平基準面

切歯点と下顎左右側第二大臼歯の遠心頬側咬頭頂を含む平面

2）仮想咬合平面

・義歯の咬合平面の基準となる仮想平面

・咬合床の咬合堤上に表現される平面

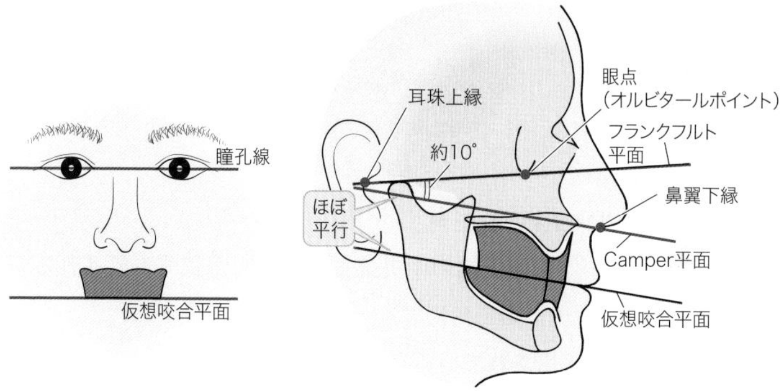

3）瞳孔線

・左右瞳孔の中点を結んだ直線

・咬合平面と平行のため，**仮想咬合平面の決定**に利用される（→ p.72, 73 参照）.

4）Camper（カンペル）平面（鼻聴道線）

・左右側いずれかの鼻翼下縁と耳珠上縁によって形成される水平基準面

・咬合平面とほぼ平行のため，**仮想咬合平面の決定**に利用される（→ p.73 参照）.

5）フランクフルト平面

・左右側いずれかの眼点（眼窩下点）と両側の耳点（通常は耳珠上縁点）とを結んでできる水平基準面

・フランクフルト平面と Camper 平面とは約 10° の角度をなす.

6）HIP プレーン（hamular-notch incisive papilla plane）

・左右のハミュラーノッチ（翼突上顎切痕）と切歯乳頭中央点を含む平面

・咬合平面とほぼ平行のため，**仮想咬合平面の決定**に利用される．

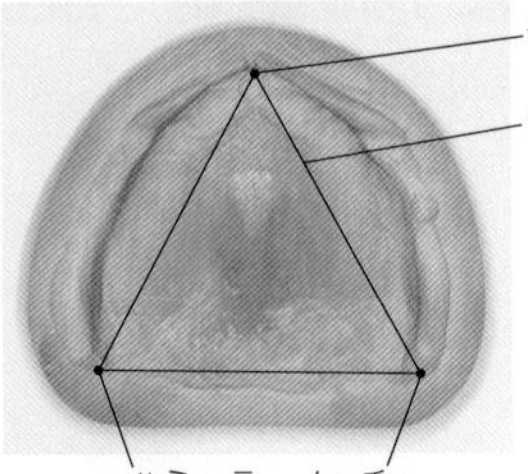

7）Bonwill（ボンウィル）三角

・切歯点と左右の下顎頭上面の中央部頂点を結んだ線で形成される一辺約 10 cm（4 インチ）の三角形

・**平均値咬合器**に応用されている（→ p.84 参照）．

8）Balkwill（バルクウィル）角

・咬合平面と Bonwill 三角とのなす角（約 22〜26°）

・**平均値咬合器**に応用されている（→ p.84 参照）．

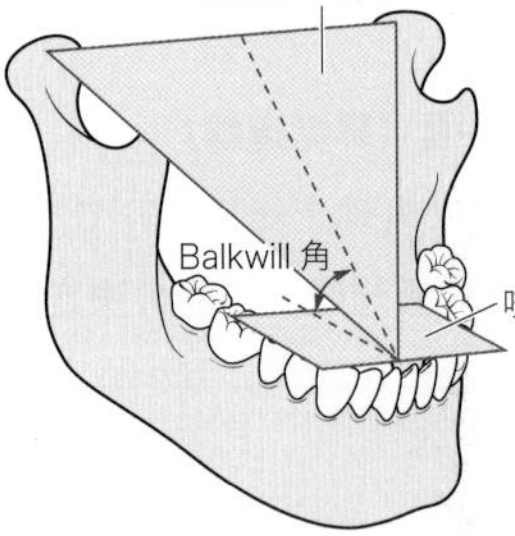

CHECK!　平均値咬合器の下顎運動要素

① Bonwill 三角，② Balkwill 角，③矢状顆路傾斜角，④ Bennett 角（側方顆路角）の平均値を咬合器に組み込むことにより，平均的な下顎運動を再現する．

B 下顎の運動範囲

1）下顎限界運動路

・骨，顎関節，歯，筋，靱帯などにより制限される三次元的な下顎の限界運動路

・ゴシックアーチ（→ p.77 参照）は，定められた咬合高径において水平面で描記された下顎限界運動路

・**咀嚼運動路**は，下顎限界運動路（Posseltの図形）の空間内に描かれ記録される．

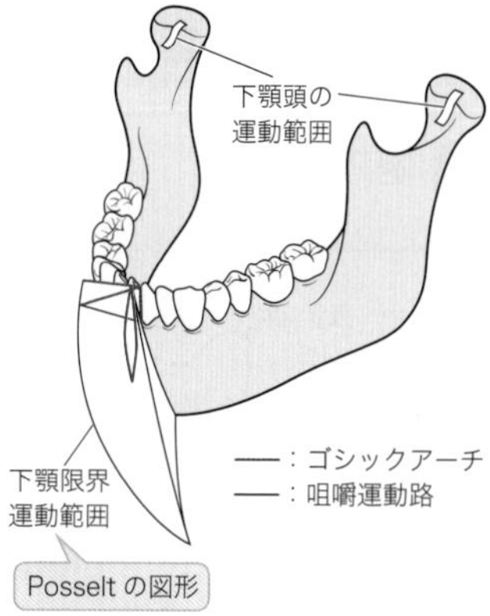

切歯部における三次元的な下顎限界運動範囲

咀嚼運動路：咀嚼試料を咀嚼したときの切歯点の運動を測定し，運動経路や運動リズムの安定性，運動速度などを分析することにより，咀嚼能力を評価，判定する．

2）Posselt（ポッセルト）の図形

・切歯部における三次元的な下顎限界運動範囲を示す図形

・一般的には，下顎運動は**切歯点**の動きとしてとらえることが多い．

・最大開口時（6）に下顎頭は最前方に位置する．

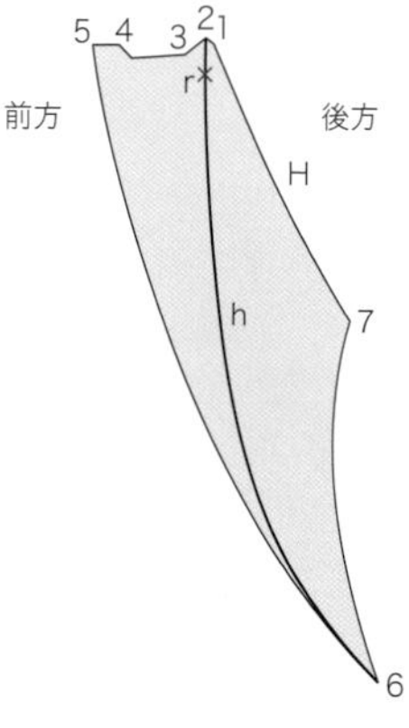

Posseltの図形

1：下顎最後退接触位，2：咬頭嵌合位，3〜4：前方咬合位，5：最前方咬合位，6：最大開口位，7：変曲点，

r：下顎安静位，h：習慣性開閉口路，H：終末蝶番軸運動路，5〜6：前方限界運動路，1〜7〜6：後方限界運動路

Ⅲ. 下顎運動に関与する筋

A 咀嚼筋

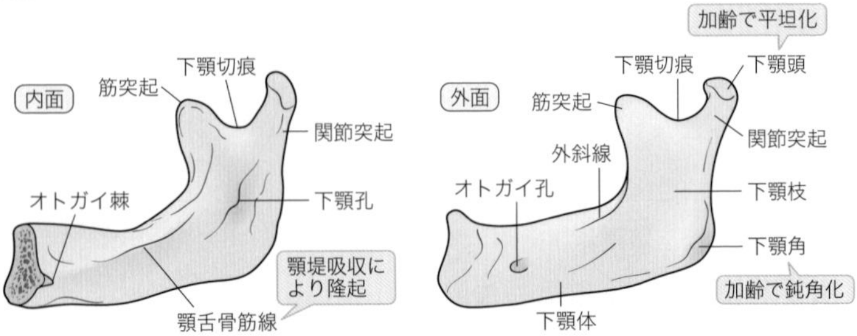

下顎骨内面および外面の解剖学的ランドマーク

1) 咬筋 義歯の脱離に関与！ 閉口運動

・下顎骨外面に存在する浅部と深部の2層からなる筋

・起始：頬骨弓（浅部は頬骨弓前方部下縁，深部は頬骨弓後方部下縁）
　停止：下顎枝外面（浅部は咬筋粗面および下顎角，深部は下顎枝外面上部）

・閉口運動

・咀嚼筋の老化の評価に利用（超音波画像診断）

・**咬筋切痕**：筋圧形成が不十分な場合，下顎義歯の維持を損なう．

・**咬筋触診法**：水平的顎間関係の妥当性を確認するための補助的な方法（→ p.76 参照）

2) 側頭筋 閉口運動

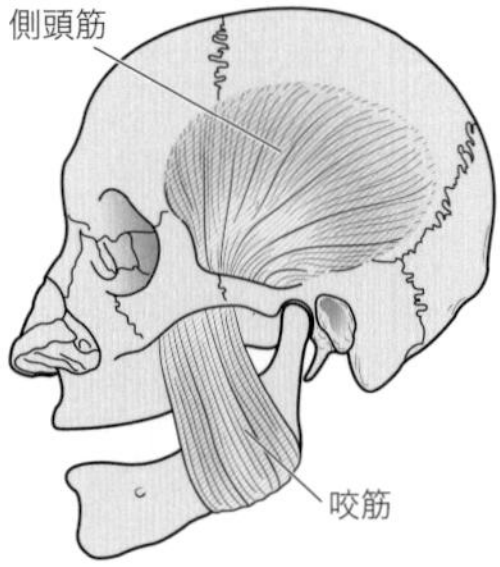

・前・中・後部筋束に分けられる扇形をした筋

・起始：側頭窩，停止：下顎骨筋突起

・閉口運動（中・後部筋束により下顎を挙上），後方運動（後部筋束が下顎の後方運動に関与），側方運動（作業側の後部筋束が働いてその方向に下顎を引く）

・**側頭筋触診法**（→ p.76 参照）に用いる．

CHECK! 側頭筋の性質と側頭筋触診法

・下顎が前方に偏位している場合，両側の側頭筋はほとんど活動しない．
・下顎が片側に偏位している場合，対側の側頭筋はほとんど活動しない．
・側頭筋触診法は，上記のような側頭筋の性質を利用して水平的顎間関係の妥当性を確認するための補助的な方法である．

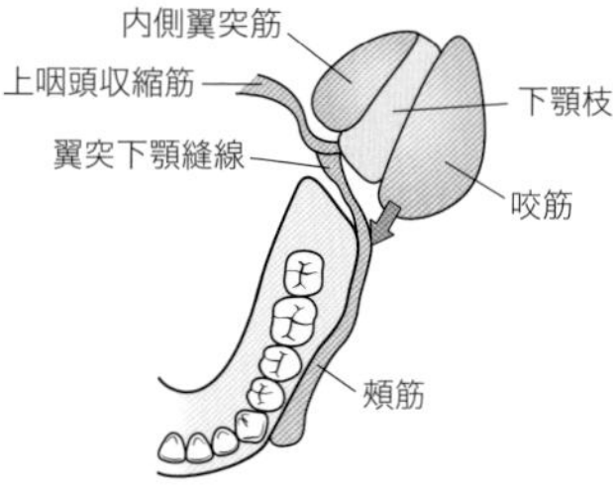

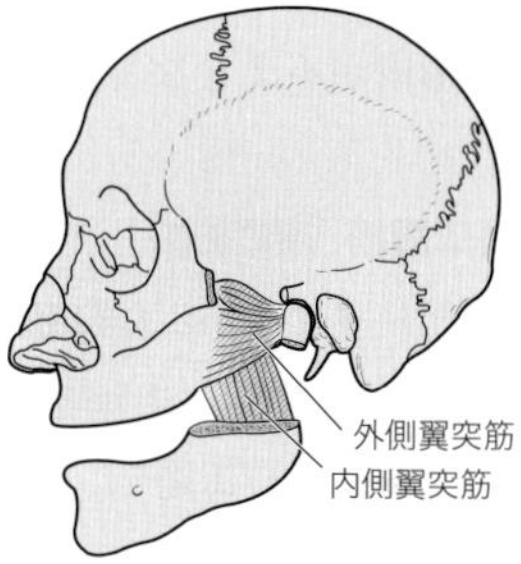

3）内側翼突筋　義歯の脱離に関与！　閉口運動

・咬筋とほぼ鏡像関係にある下顎骨内面に存在する筋
・起始：蝶形骨翼状突起の翼突窩，停止：下顎枝内面（翼突筋粗面）
・閉口運動，前方運動（補助的）

4）外側翼突筋　開口運動

・上頭と下頭からなり，走行が下顎骨体の彎曲とほぼ平行な筋
・起始：上頭；蝶形骨大翼，下頭；蝶形骨翼状突起外側板，停止：上頭の一部；関節円板，上頭の大部分と下頭；関節突起（翼突筋窩）
・開口運動（補助的），前方運動（両側が動けば下顎骨全体が前方に動く），側方運動（片側が動けば前部は対側に動く）

B 舌骨上筋群

1）顎舌骨筋　義歯の脱離に関与！　開口運動

・**口腔底**を形成する筋（口腔隔膜）
・起始：顎舌骨筋線，停止：舌骨
・開口運動
・嚥下などの運動により収縮し，口腔底を浅くする．
・筋圧形成が不十分な場合，義歯の浮き上がりや咀嚼時疼痛の原因となる．

2）顎二腹筋　開口運動

・前腹と後腹に分かれた**口腔底**を形成する筋
・起始：二腹筋窩（中間腱），停止：舌骨
・開口運動，後方運動
・口腔底深くを走行するため，義歯床縁には直接作用しない．

3）オトガイ舌骨筋　開口運動

・**口腔底**を形成する筋
・起始：オトガイ棘，停止：舌骨
・開口運動
・下顎を固定したときは舌と舌骨を挙上して嚥下運動を補助する．

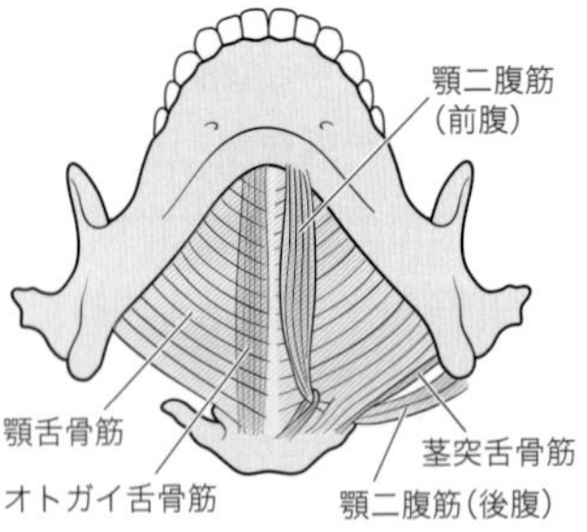

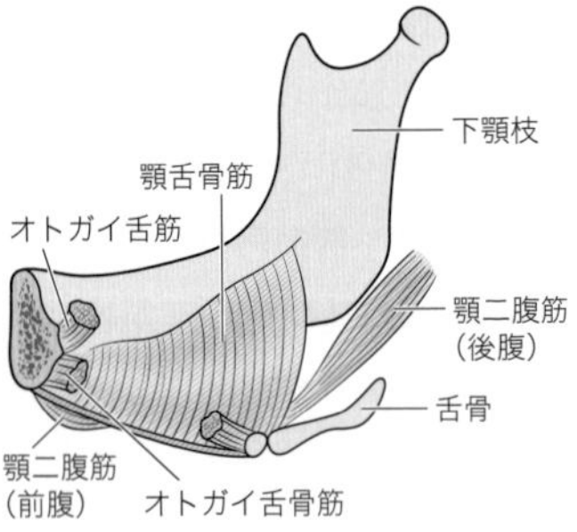

CHECK!　顎舌骨筋線（→ p.14 参照）と顎堤吸収

顎堤吸収が大きくなるにしたがって顎舌骨筋線の隆起が著明になり，義歯の動揺時に疼痛の原因になりやすい．リリーフ対象部位（→ p.68 参照）

C 舌を構成する筋（舌筋）

1）外舌筋

・オトガイ舌筋，舌骨舌筋，茎突舌筋

・**起始**：舌外，**停止**：舌内

・舌の位置を変化させる．

2）内舌筋

・上縦舌筋，下縦舌筋，横舌筋，垂直舌筋

・**起始**：舌内，**停止**：舌内

・舌の形を変化させる．

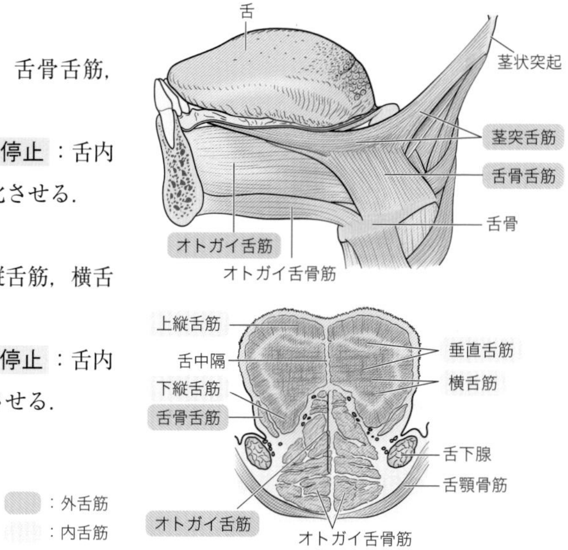

（下田・塩崎，口腔解剖学，第2版，2018[12]より改変）

D 下顎運動に作用する筋

①閉口運動：内側翼突筋，咬筋，側頭筋（中・後部筋束）

②開口運動：舌骨上筋群（顎舌骨筋，顎二腹筋，オトガイ舌骨筋），外側翼突筋（補助的）

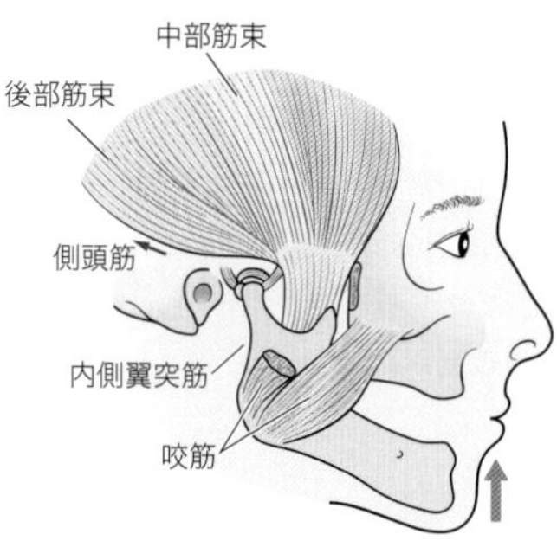

①閉口運動に作用する筋

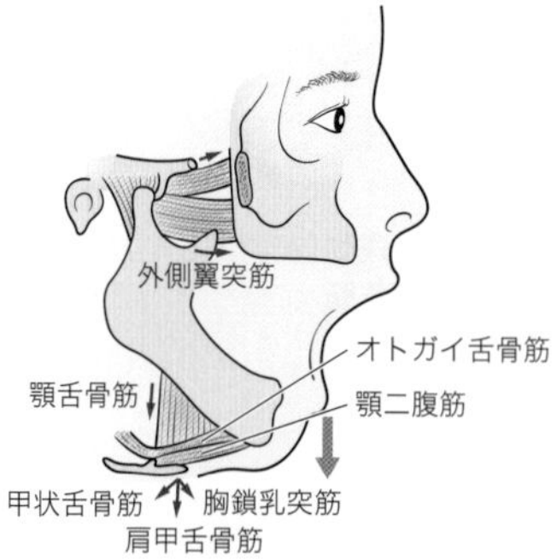

②開口運動に作用する筋

③前方運動：外側翼突筋，咬筋浅部（補助的），内側翼突筋（補助的）

④後方運動：側頭筋後部筋束，顎二腹筋，オトガイ舌骨筋

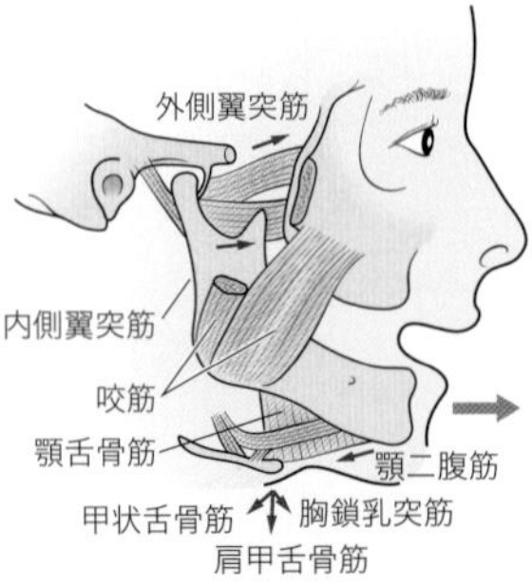

③前方運動に作用する筋

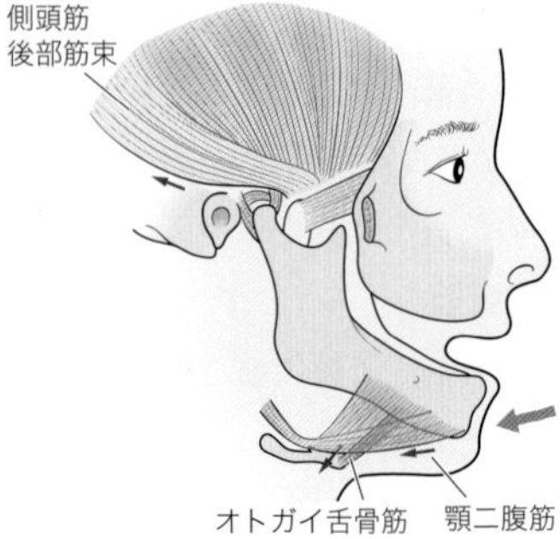

④後方運動に作用する筋

⑤側方運動：平衡側の外側翼突筋，作業側の側頭筋後部筋束

⑥正中への復位：平衡側の側頭筋後部筋束，顎二腹筋，顎舌骨筋，作業側の咬筋，内側翼突筋，外側翼突筋（補助的）

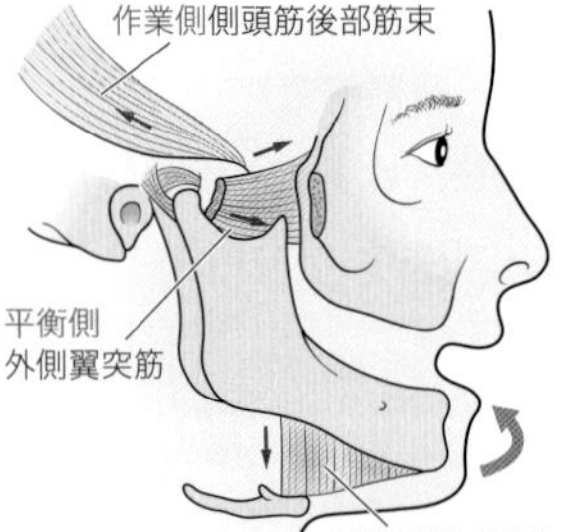

⑤側方運動（左側方運動）に作用する筋

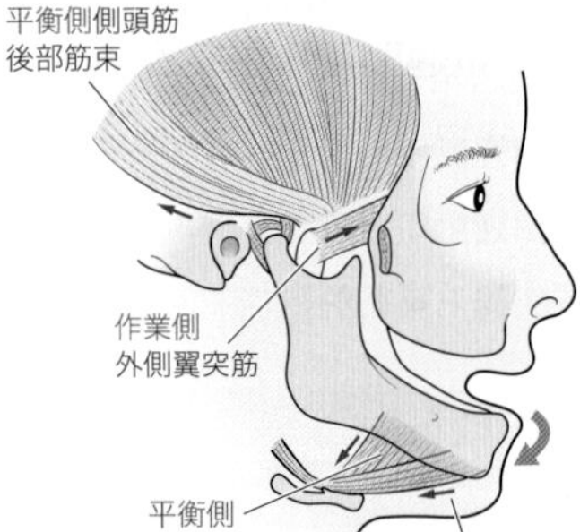

⑥正中への復位に作用する筋

（黒岩，2016[7]より改変）

Ⅳ. 下顎運動路

A 顆路

下顎運動時に下顎頭が示す運動経路

1）矢状顆路：矢状面（→ p.10 参照）に投影した顆路

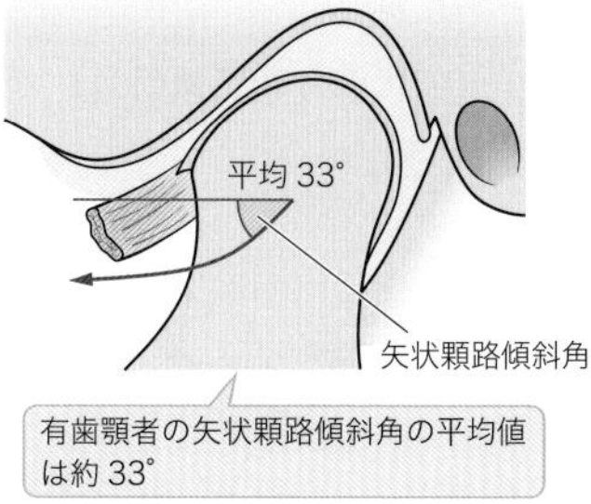

(1) 矢状前方顆路傾斜角

・矢状前方顆路：下顎の前方運動（前下方の動き）を矢状面（横）から見た顆路

・矢状前方顆路傾斜角：矢状前方顆路と咬合平面とのなす角度

(2) 矢状側方顆路傾斜角

・矢状側方顆路：下顎の左右側方運動（前下内方の動き）を矢状面（横）から見た顆路

・矢状側方顆路傾斜角：矢状側方顆路と咬合平面とのなす角度

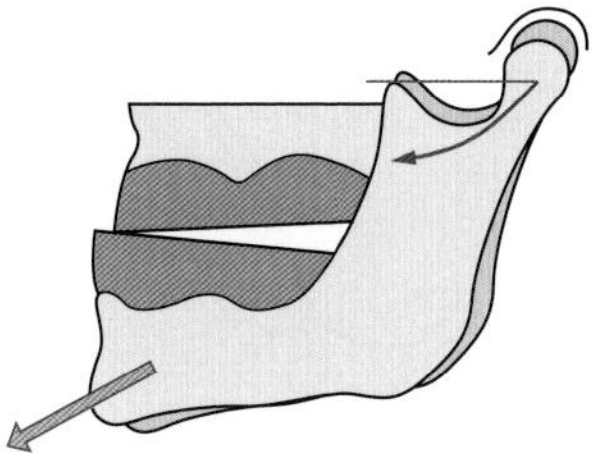

矢状前方顆路傾斜角

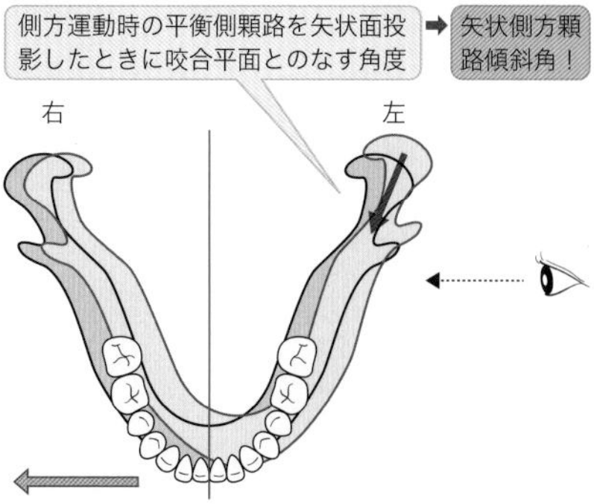

右側方運動時の平衡側下顎頭の前下内方への動き

CHECK!　側方運動の成分

- 側方運動は前方成分（前下方）と側方成分（横）からなる.
- 矢状側方顆路は，側方運動時における平衡側下顎頭の「前下内方」の動きを矢状面投影（横から観察）した顆路

(3) Fischer（フィッシャー）角

・（矢状側方顆路傾斜角）−（矢状前方顆路傾斜角）で求められる角度

・半調節性咬合器では調節できない.

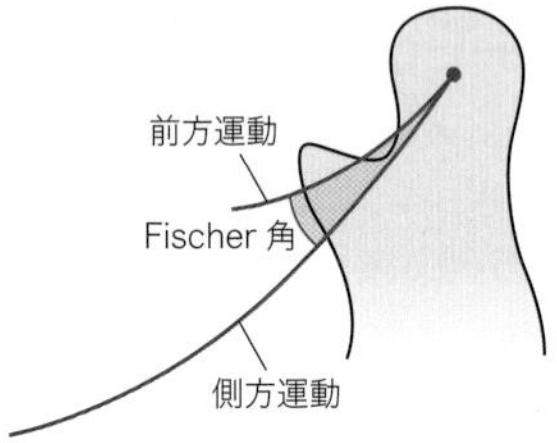

2) 側方顆路：水平面（→ p.10 参照）に投影した顆路

・平衡側下顎頭の側方運動（前下内方の動き）を水平面（上から）から見た顆路

・前方運動時には左右の下顎頭が「前下方」に動く（赤矢印）

・側方運動時には平衡側（右側方運動時では左側下顎頭）が「前下方」と「横」（前下内方）に動く（青矢印）

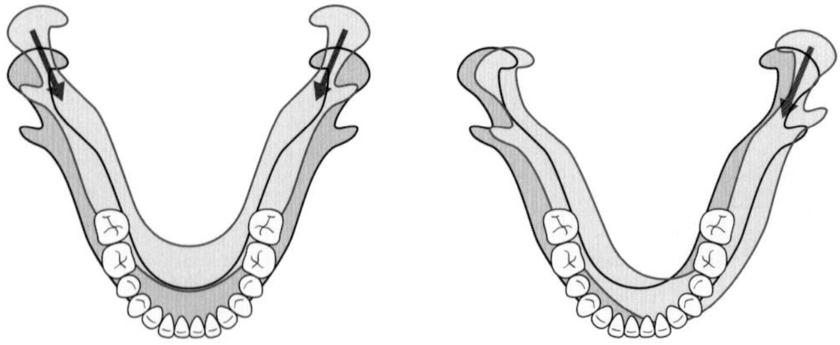

前方および側方運動時の下顎頭の動き（水平面断）

(1) Bennett（ベネット）角〔側方顆路角〕：側方顆路と矢状面とのなす角度

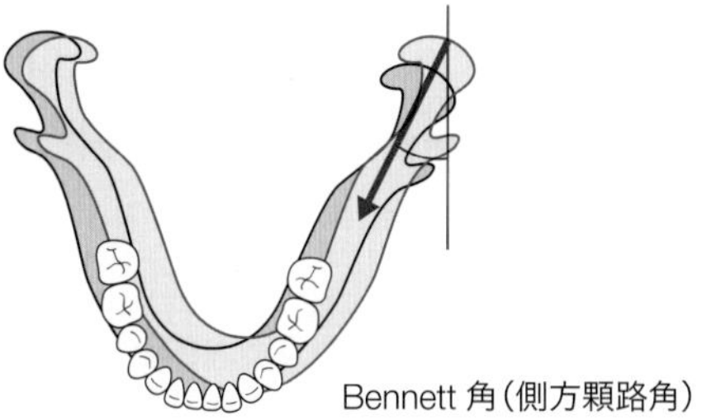

CHECK!　矢状側方顆路傾斜角と Bennett 角(側方顆路角)の違い

側方運動時の平衡側下顎頭の動きを…
①矢状面に投影（横から見る）➡矢状側方顆路傾斜角
②水平面に投影（上から見る）➡ Bennett 角（側方顆路角）
すなわち，側方運動の同じ下顎頭の動きを異なる基準面に投影している．

B 切歯路

- **咬頭嵌合位**から**切端咬合位**になるまでの切歯点の運動経路（約 5 mm）
- 切歯路は前歯部の被蓋関係と上顎前歯の舌側面形態(**アンテリアガイダンス**)によって決定される．

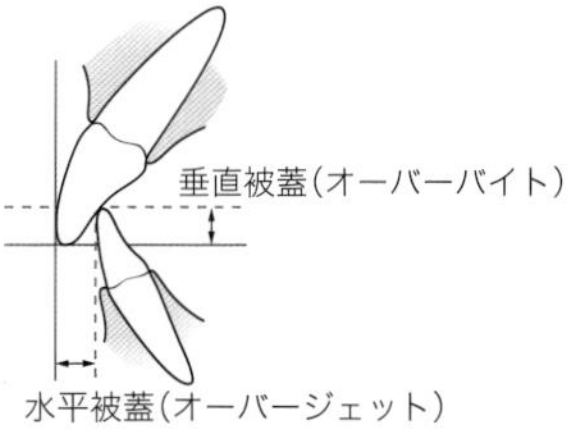

CHECK!　被蓋関係と切歯路傾斜角

・水平被蓋が小さいまたは垂直被蓋が大きい→切歯路傾斜角は大きくなる
・水平被蓋が大きいまたは垂直被蓋が小さい→切歯路傾斜角は小さくなる

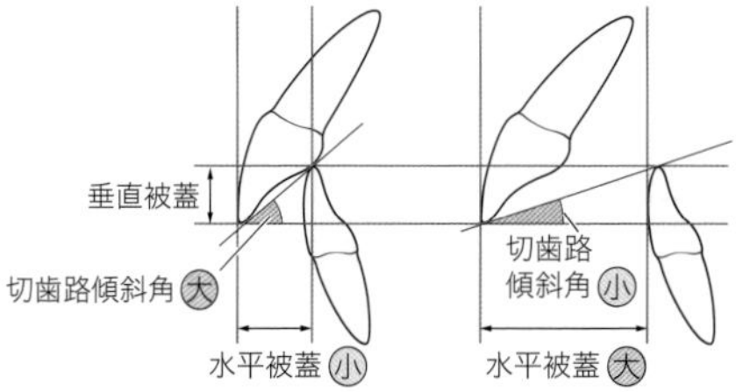

1）矢状切歯路傾斜角

・下顎の前方運動時の矢状面に投影した切歯路が水平基準面となす傾斜角度

・前歯部の被蓋と上顎前歯の舌側面形態（**アンテリアガイダンス**）により変化する.

2）側方切歯路角

・側方運動時に水平面に投影した切歯点の左側と右側の運動路がなす角度

・ゴシックアーチ（→ p.77 参照）の展開角

V. 咬合彎曲と調節彎曲

・天然歯列の咬合面が連続してつくる彎曲を**咬合彎曲**という.

・人工歯歯列の場合は**調節彎曲**とよばれ区別される.

A 有歯顎者の咬合彎曲

1）Spee（スピー）の彎曲

下顎犬歯の尖頭と小臼歯，大臼歯の頬側咬頭頂を連ねた線を矢状面に投影した際に現れる円弧

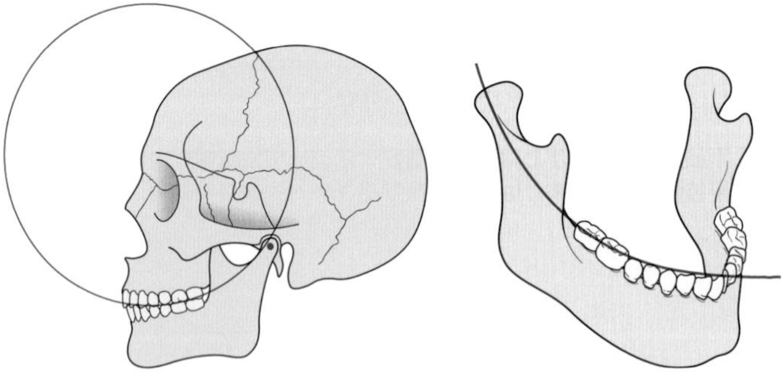

Speeの彎曲

2）Wilson（ウィルソン）の彎曲（側方咬合彎曲）

- 天然歯列を前頭面（→ p.10 参照）に投影したときに観察できる咬合平面の側方的な彎曲
- 同側同名臼歯の頬側咬頭頂と舌側咬頭頂の 4 点を結んでできる下方に凸な彎曲

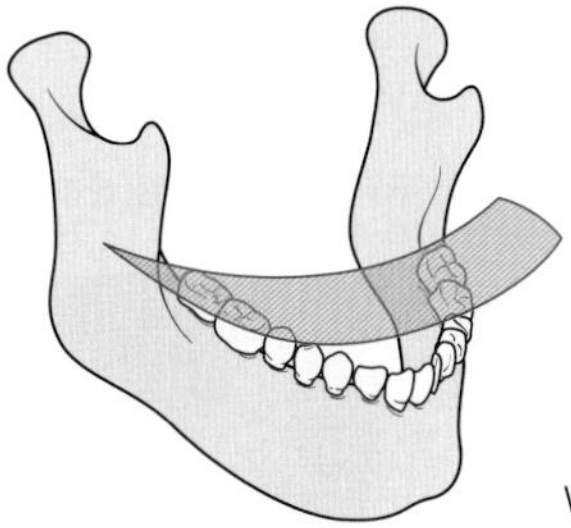

Wilson の彎曲

3）Monson（モンソン）カーブ

- 篩骨鶏冠付近を中心とした半径約 10 cm（4 インチ）の球面下方の凸な曲面
- 前後的歯列彎曲，側方的歯列彎曲の双方を含む咬合彎曲
- 著しい**咬耗**により咬合彎曲が Monson カーブと逆になることを**アンチ Monson カーブ**という．

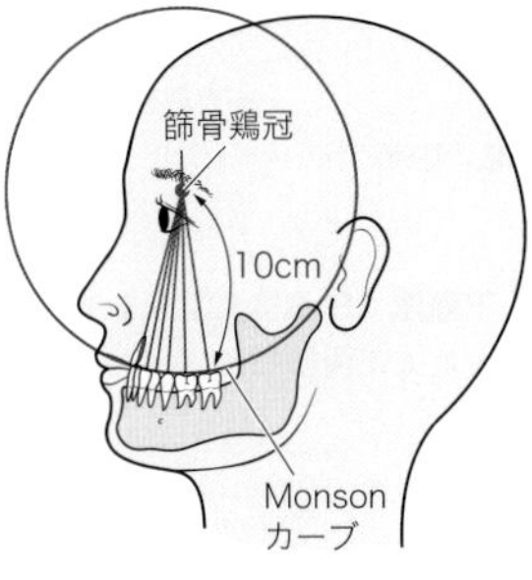

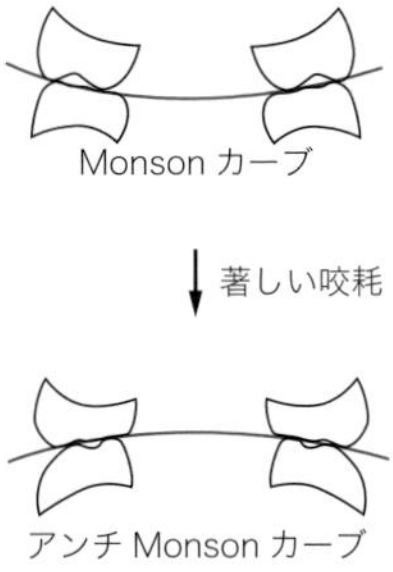

CHECK! アンチ Monson カーブ

- 咬耗が進行すると生じる．
- 義歯床破折の原因となる（→ p.130 参照）．

B 人工歯列の調節彎曲（下顎法における）

・調節彎曲とは，全部床義歯の臼歯部人工歯の排列において，**Christensen（クリステンセン）現象**（→ p.29 参照）**の発現を予防**するために各咬頭頂を連ねた線に付与する彎曲である．

①前後調節彎曲：矢状面断において，上顎咬合堤を基準にして，各人工歯咬頭を仮想咬合平面から下方に下げて調節彎曲を付与する．

②側方調節彎曲：前頭面断において，上顎咬合堤を基準にして，各人工歯咬頭を仮想咬合平面から下方に下げて調節彎曲を付与する．

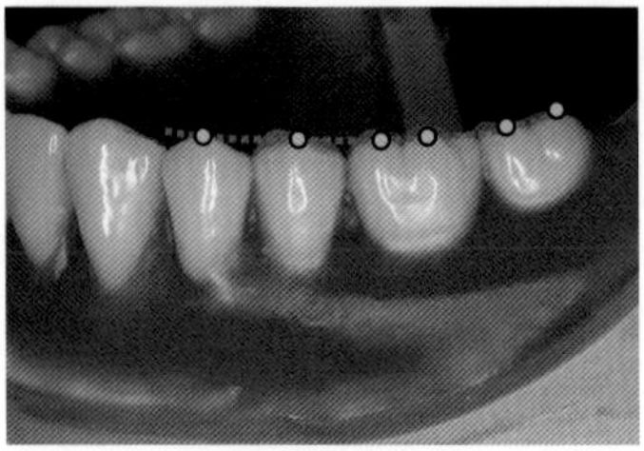
前後調節彎曲

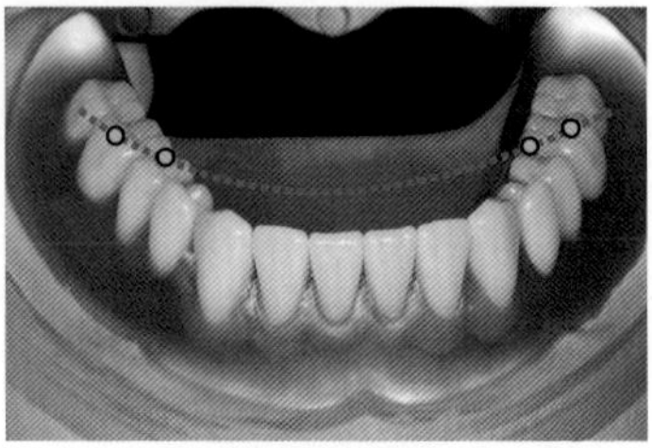
側方調節彎曲

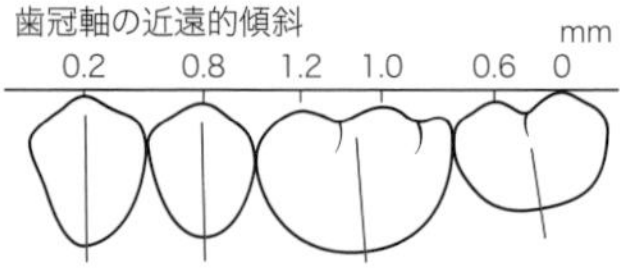

前後調節彎曲

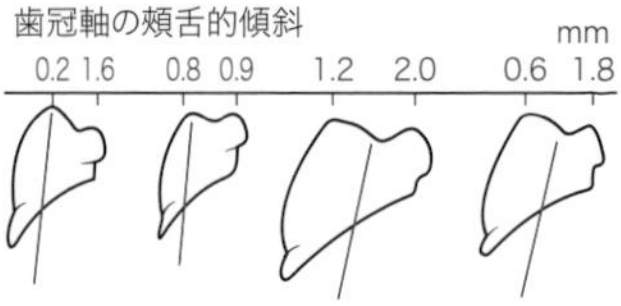

側方調節彎曲

（平沼ほか編，1996[13]）

下顎法：臼歯部人工歯を下顎から先に排列する人工歯排列法（→ p.72 参照）

Ⅵ. 咬合様式

咬頭嵌合位および偏心位における咬合接触の状態

A 有歯顎者の咬合様式

1）犬歯誘導咬合（cuspid protected occlusion）（臼歯離開咬合）

下顎の側方滑走運動時，作業側の犬歯のみ接触滑走し，作業側と平衡側の臼歯部は離開する咬合様式

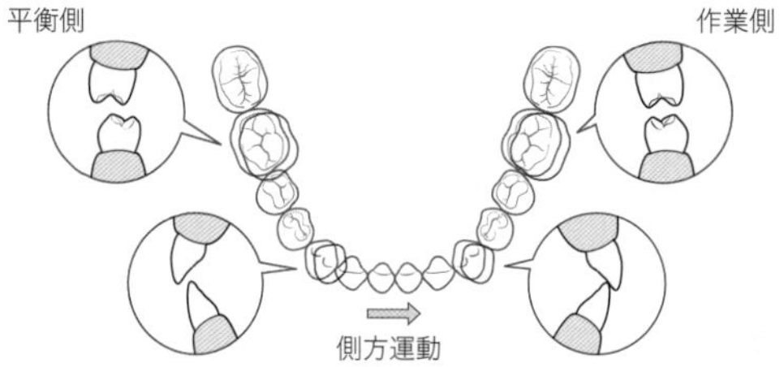

（古谷野，無歯顎補綴治療学，第 3 版，2016[1]）

2）グループファンクション（group function）

下顎の前方滑走運動時には前歯が接触して臼歯部を離開させ，側方滑走運動時には作業側の複数の歯が接触し，平衡側では咬合接触のない咬合様式

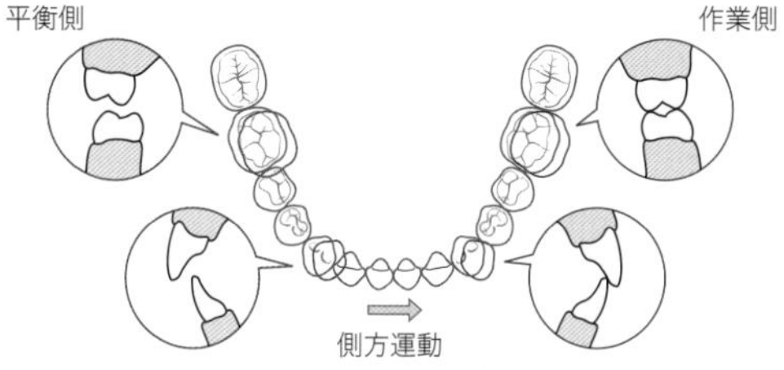

（古谷野，2002[14]）

3）ミューチュアリープロテクテッドオクルージョン（mutually protected occlusion）

- 咬頭嵌合位では，臼歯部が咬合し，前歯部はわずかに離開する．
- 前方滑走運動時には，前歯部が接触滑走し，側方滑走運動時には，作業側の犬歯が接触滑走し，臼歯部は離開する咬合様式（犬歯誘導咬合に近似）

4）バランストオクルージョン（balanced occlusion）

・側方滑走運動時に作業側と同時に平衡側の歯が接触滑走する咬合様式

・咬耗により，作業側の側方ガイドが緩やかになった場合に観察されることがある．

B 全部床義歯に与える咬合様式

1）両側性平衡咬合（bilateral balanced occlusion）

・全部床義歯の側方咬合位において，作業側人工歯に加わる義歯の回転や脱離にかかわる力を，平衡側の咬合接触によって相殺する目的で付与される咬合様式

・咀嚼中期から末期の義歯の安定をはかる．

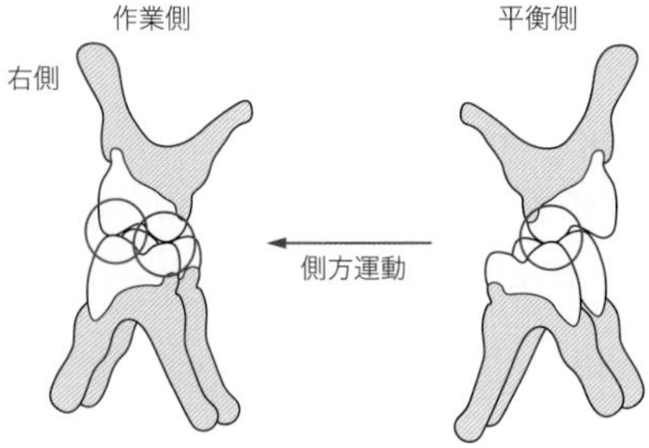

両側性平衡咬合（右側方運動時）
平衡側である左側に咬合接触を付与することにより，Christensen現象を防止し，義歯の安定を図る．

（1）フルバランストオクルージョン（full balanced occlusion）（両側性全面平衡咬合）

・義歯の側方滑走運動時および前方滑走運動時に，作業側の歯だけでなく前歯も含めた平衡側の歯も円滑に接触滑走し，咬合の平衡が保たれる咬合様式

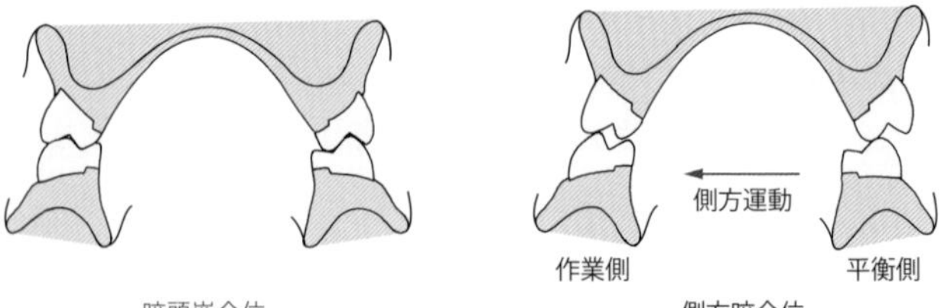

フルバランストオクルージョン

(2) リンガライズドオクルージョン（lingualized occlusion）

・義歯の咬頭嵌合位および側方滑走運動時に，**上顎臼歯の舌側咬頭のみ**が下顎臼歯と作業側，平衡側で接触することで咬合力を舌側へ誘導して，義歯の安定をはかる咬合様式

・**咬合力が舌側化する**➡フルバランストオクルージョンと比較して，臼歯部人工歯を頬側寄りに排列しても（舌房を大きく確保できる），咬合平衡を保つことができる．

・**全部床義歯に望ましい咬合様式**

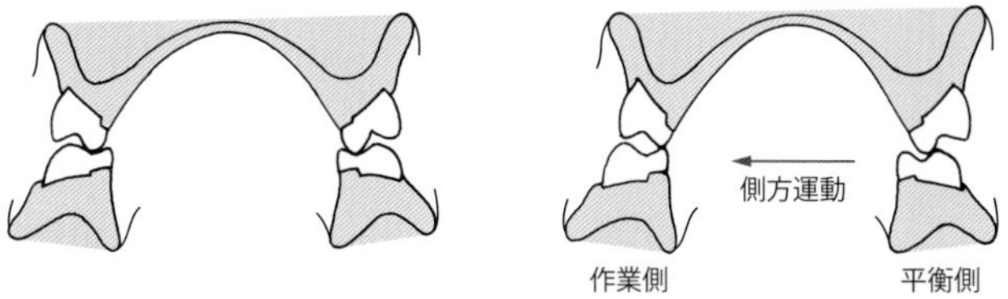

咬頭嵌合位　　　　　側方咬合位

リンガライズドオクルージョン

CHECK!　リンガライズドオクルージョンの利点

・咬合力を舌側化する．
・舌房を大きくできる．
・咬合調整が容易
・側方力が軽減できる．
・顎堤吸収の大きな症例に適用できる．

(3) 交叉咬合排列

・通常の臼歯部被蓋とは逆に，咬頭嵌合位で上顎臼歯の頬側咬頭を下顎臼歯の中心窩に嵌合させる人工歯排列法

・顎堤吸収が著しく，臼歯部の歯槽頂間線と咬合平面とのなす角が80°以下になった場合（→ p.97 参照）に適用を検討する．

・咬合力を舌側化するためにリンガライズドオクルージョンを用いることもある．

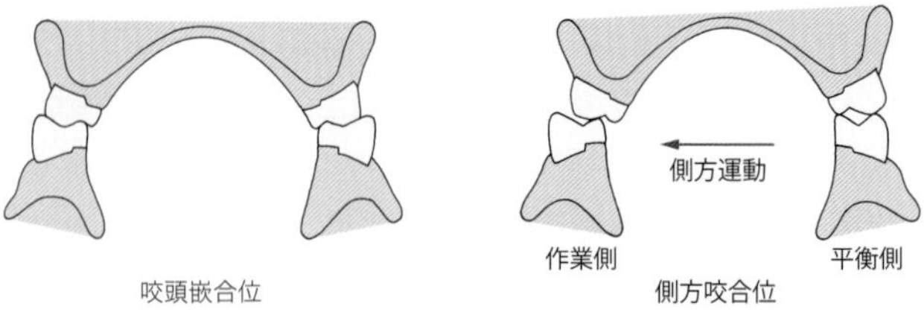

交叉咬合排列

(4) 無咬頭人工歯(→ p.94 参照)の両側性平衡咬合

・**調節彎曲**を付与して排列する方法(Beresin 法)

・**バランシングランプ**を付与する方法(Sears 法)

CHECK! バランシングランプ

・無咬頭人工歯を排列する場合に，咬合平衡を保つために，下顎最後臼歯後方に設置される斜面のランプ(隆起).

・Christensen 現象を防止する目的で付与する.

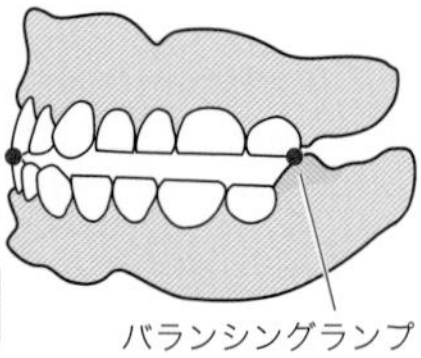

前歯部と両側のバランシングランプの３点の接触で咬合平衡を図る！

2) 片側性平衡咬合 (unilateral balanced occlusion)

・側方咬合位において，平衡側に咬合接触がない状態で，作業側のみの咬合接触により力学的な平衡状態を作り出し，義歯の転覆を防止することを意図した咬合様式

・通常，歯槽頂間線法則(→ p.97 参照)に準じて臼歯部人工歯排列を行う.

(1) リンガライズドオクルージョン(Pound 法)

・側方滑走運動時に，平衡側の咬合面は離開し，作業側の上顎臼歯の舌側咬頭のみが下顎臼歯に咬合接触することで，義歯を安定させる咬合様式

・上顎に解剖学的人工歯(33°)，下顎に機能的人工歯(20°)(→ p.94 参照)を用いて，上顎臼歯の舌側咬頭のみが下顎臼歯の中心窩に接触するようにする.

(2) モノプレーンオクルージョン (Hardy 法)

・**無咬頭人工歯**を排列するための咬合様式

・片側性平衡咬合を得るために，人工歯は**舌側寄り**に排列する必要がある.

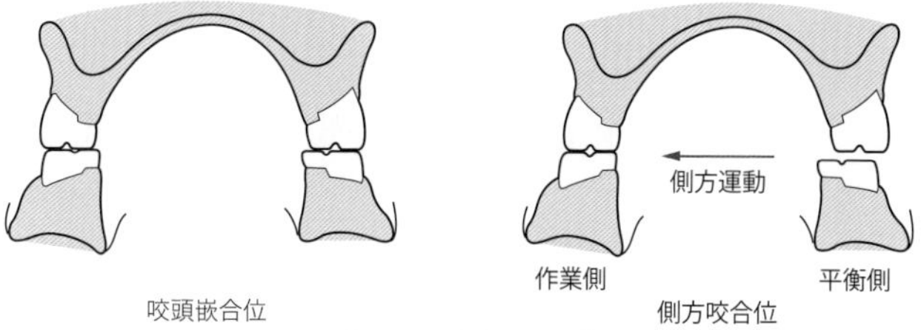

モノプレーンオクルージョン

Ⅶ. Christensen 現象

・無歯顎者に咬合床を装着して下顎の滑走運動を行わせたときに，咬合堤間にくさび状の空隙が生じる現象

・義歯の脱落の原因となる.

1) 矢状 Christensen 現象

前方運動時に後方に開いたくさび状の空隙が生じる.

2) 側方 Christensen 現象 平衡側に現れる！

側方運動時に平衡側に開いたくさび状の空隙が生じる.

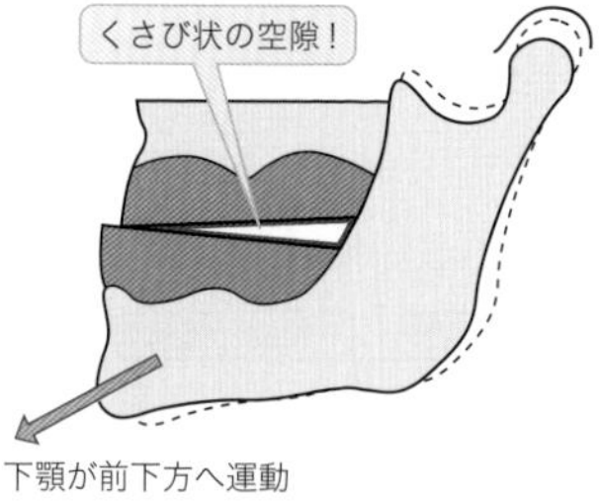

矢状 Christensen 現象

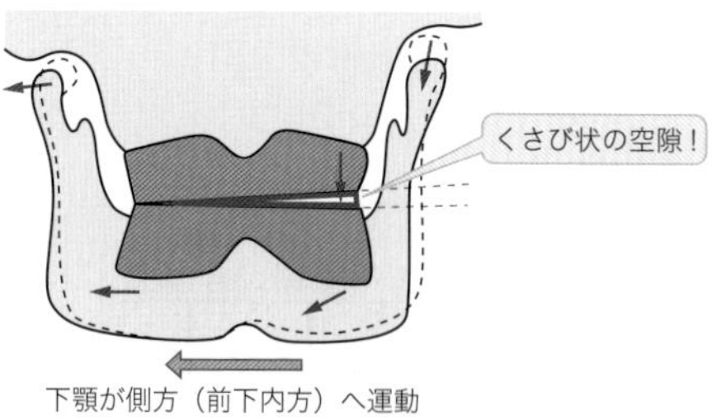

側方 Christensen 現象

CHECK!　Christensen 現象の予防（補償）

人工歯歯列への調節彎曲の付与(→ p.24 参照)，臼歯部人工歯の咬頭傾斜(高さ）と切歯路傾斜角の調節によって，下顎偏心運動時に作業側，平衡側の両者に咬合接触を与え，Christensen 現象による義歯の脱落を防止し義歯を安定させる（両側性平衡咬合).

Ⅷ. Hanau（ハノー）の咬合の 5 要素

・Christensen 現象を予防（補償）して全部床義歯の平衡咬合を得るために，下記 5 要素について，1 つの要素が他の 4 要素とどのような関係にあるかを（シーソーのバランスで）示した理論

①顆路角（矢状前方顆路傾斜角）

②切歯路傾斜角（矢状切歯路傾斜角→ p.21 参照）➡前歯部の垂直被蓋と水平被蓋の与え方によって調節できる

③咬合平面の傾斜

④咬頭（傾斜角，臼歯部人工歯の咬頭の高さ）

⑤調節彎曲の強さ

・Hanau の咬合の 5 要素は天秤上での「重り」と考えると理解しやすい.

矢状顆路傾斜角が大きい場合

調節彎曲：強く

咬頭（傾斜，高さ）：大きく

切歯路傾斜角：小さく

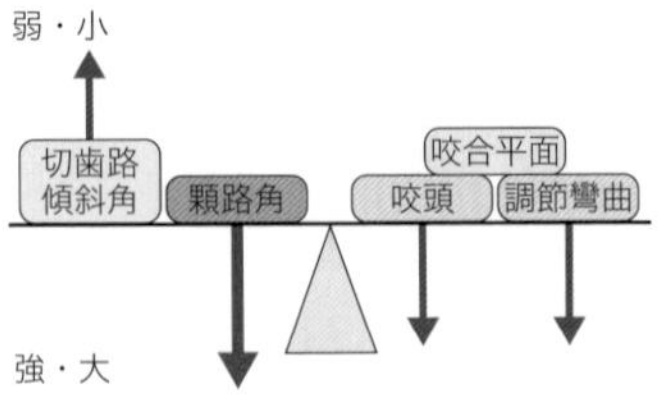

調節彎曲が大きい場合

咬頭（傾斜，高さ）：小さく

顆路角：変えられない

切歯路傾斜角：大きく

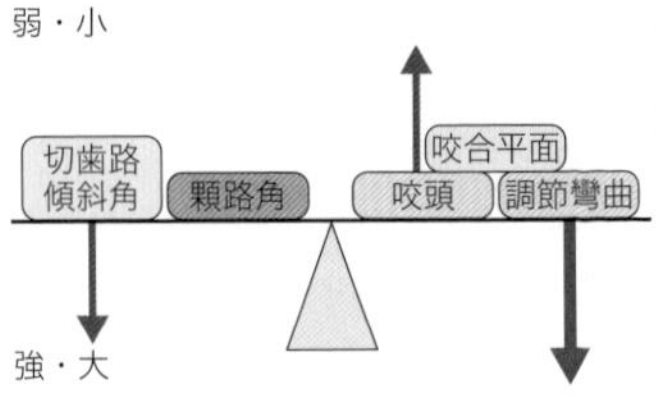

Chapter 3

よくでる

無歯顎の解剖学的指標（ランドマーク）

Check Point

・無歯顎の解剖学的指標（ランドマーク）を覚える.

Ⅰ. 上顎の解剖学的指標

A 上唇小帯

・義歯床外形で避ける部位

・高位に付着している場合，小帯切除術が行われることがある（→ p.51 参照）.

B 切歯乳頭

・粘膜直下に鼻口蓋神経や血管が出る**切歯孔**がある.

・模型正中線，前歯部人工歯排列の参考となる.

・**リリーフ**対象部位（→ p.68 参照）

・切歯乳頭と左右のハミュラーノッチを含む平面を**HIP プレーン**という（→ p.12 参照）.

C 口蓋ヒダ

・食塊形成，発音に関与する.

・**リリーフ**対象部位（→ p.68 参照）

CHECK! 切歯乳頭の臨床的意義

- 模型正中線の設定
- 仮想咬合平面の前方基準として利用（HIP プレーン）（→ p.12 参照）
- 前歯部人工歯の前後的排列位置の基準：切歯乳頭の中央から約 10 mm 前方に中切歯切縁を設置（→ p.93 参照）

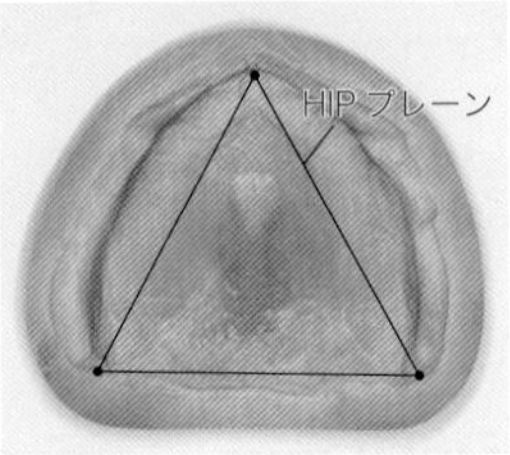

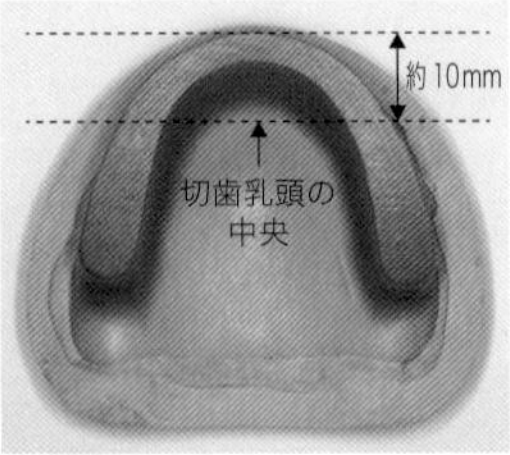

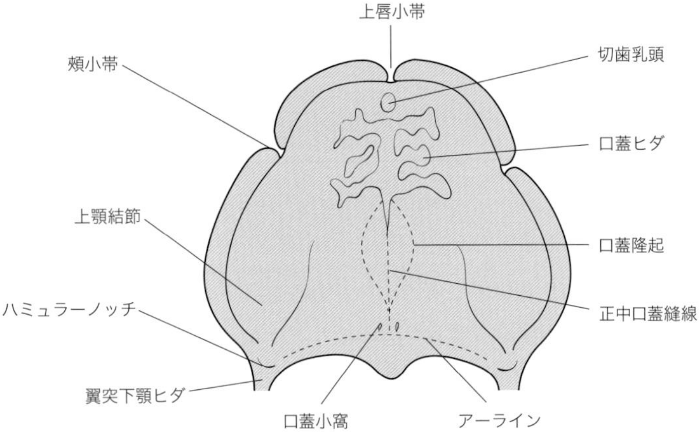

D 正中口蓋縫線

- 粘膜が菲薄
- 被圧縮性が低い.
- **リリーフ**対象部位（→ p.68 参照）

E 口蓋隆起

- 粘膜が菲薄
- 被圧縮性が低い.
- **リリーフ**対象部位（→ p.68 参照）
- 著しく大きな場合，外科的切除（外科的前処置）が行われることがある（→ p.51 参照）.

F ハミュラーノッチ（翼突上顎切痕）

- 上顎結節後方のくぼみ
- 蝶形骨翼状突起と上顎骨の癒合部位
- 上顎義歯床後縁の設定の参考とする.
- 左右のハミュラーノッチと切歯乳頭を含む平面を **HIP プレーン**という（→ p.12，32 参照）.

G 上顎結節

- 上顎義歯床縁の設定の参考とする.
- 頰側の顎堤にアンダーカットを生じることがある. ⇒ブロックアウト
- **義歯床（咬合圧）負担域**

H 口蓋小窩

- 硬・軟口蓋移行部の粘膜上に正中口蓋縫線をはさんで左右対称に存在する 2 個のくぼみ
- 上顎義歯床後縁の設定の参考とする.

I アーライン

- 硬・軟口蓋移行部に相当
- 上顎義歯床後縁の設定の参考とする.
- **ポストダム**の設定部位

ポストダム：上顎義歯の辺縁封鎖性を向上させるために，義歯床後縁に設ける堤状の突起（→ p.68 参照）

CHECK! アーラインの臨床的意義

- 口蓋の可動部と不動部との境界線
- 上顎義歯床後縁はこの位置に設置される.
- “アー（Ah)” と発音すると口蓋帆張筋に続き口蓋帆挙筋が収縮するため軟口蓋が挙上される.
- ポストダムはアーラインに設ける.

J 翼突下顎ヒダ

- 上顎咽頭筋と頬筋の付着部位
- 義歯床後縁がこの部位を覆いすぎると開口時に義歯の脱落の原因となる.
- 義歯床外形で避ける部位（リリーフはしない）

Ⅱ. 下顎の解剖学的指標

A 下唇小帯

- 義歯床外形で避ける部位（リリーフはしない）
- 高位に付着している場合，外科的前処置として**小帯切除術**が行われることがある（→ p.51 参照).

B 下顎隆起

- 下顎骨の臼歯部舌側面に好発する骨隆起
- 被覆粘膜が薄い.
- **リリーフ**対象部位（→ p.68 参照）
- 著しく大きな場合，外科的切除（外科的前処置）が行われることがある（→ p.51 参照).

C オトガイ孔

- 下顎顎堤の吸収が著しい場合，義歯粘膜面で圧迫すると強い疼痛（電撃痛）や口唇のしびれなどを引き起こすことがある（→ p.129 参照).
- 顎堤吸収が著しい場合は**リリーフ**対象部位（→ p.68 参照）

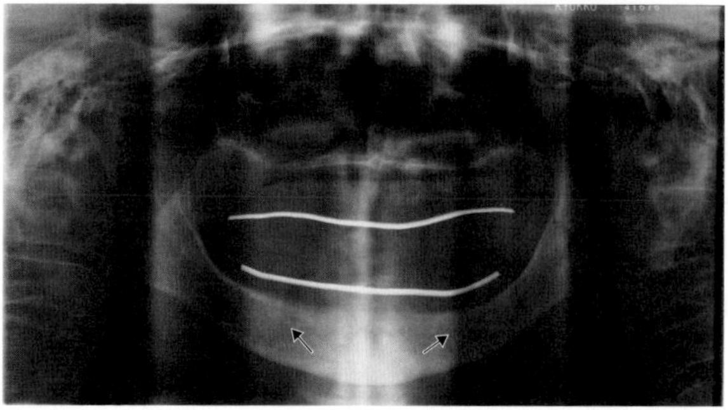

オトガイ孔

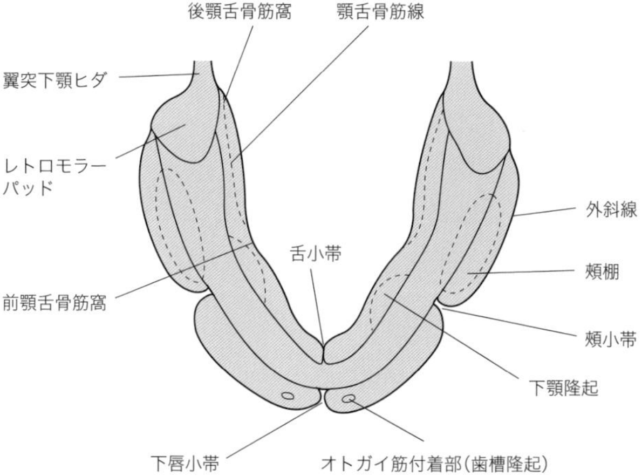

D 頬棚（バッカルシェルフ）

・前方を頬小帯，外側を外斜線，内側を顎堤頂，後方をレトロモラーパッド前縁で囲まれた平坦な領域

・皮質骨に富み変化が少ない．

・**義歯床（咬合圧）負担域**として重要

・頬棚の義歯床縁は，外斜線を越えて延長する．

CHECK! 義歯床負担域

①上顎結節　②頬棚　③臼歯部顎堤

E 外斜線

・下顎骨筋突起前縁から下方へ走り，レトロモラーパッドの頰側を通り，下顎体の臼歯部外面に移行する骨の隆線
・顎舌骨筋線とともに臼歯部義歯床縁の位置を設定する際の解剖学的指標となる．
・**義歯床（咬合圧）負担域**である頰棚の義歯床縁は，外斜線を越えて延長する．

F レトロモラーパッド

・下顎最後方大臼歯のすぐ後方に位置する臼後三角上で，顎堤遠心端に相当する位置に存在する粘液線（臼後腺）を含んだ洋梨状の隆起
・無歯顎になっても形態的変化が少ない．
・被圧縮性が高く，印象圧により変形しやすい．
・仮想咬合平面の後方基準として利用されるなど臨床的な意義が大きい．
・レトロモラーパッドの内側縁と下顎犬歯近心隅角を結んだ線を **Pound（パウンド）ライン**（→ p.98 参照）という．

CHECK! レトロモラーパッドの臨床的意義

①仮想咬合平面の後方基準（咬合平面の設定）
②下顎義歯床後縁の設定
③下顎臼歯部人工歯の頰舌的排列位置の参考（Pound ライン→ p.98 参照）
④臼歯部人工歯選択（近遠心径）➡犬歯遠心からレトロモラーパッドの前縁までの距離を計測（→ p.96 参照）

G 顎舌骨筋線

・下顎骨筋突起前縁から下方へ走り，レトロモラーパッドの舌側を通り顎舌骨筋線へ移行する骨の隆線
・外斜線とともに臼歯部義歯床縁の位置を設定する際の解剖学的指標となる．

Chapter 4

全部床義歯の構成要素

Check Point

・全部床義歯の構成要素を理解する.
・全部床義歯の維持・支持・安定について理解する.

Ⅰ. 人工歯

A 陶歯

・審美性，耐摩耗性に優れ，咬合関係に変化が生じにくい.
・床用レジンと化学的に結合しないため**維持機構**を必要とする.
・衝撃音を生じやすい.
・削合すると研磨しにくい.

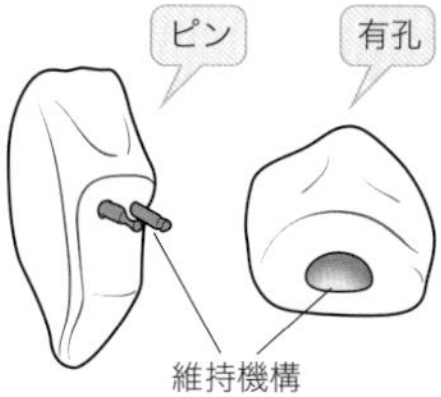

陶歯

B レジン歯

・耐摩耗性に劣るため，咬合が変化しやすい〔咬合高径の低下，機能咬頭の咬耗によるアンチ Monson カーブ（→ p.23 参照）など〕.
・吸水性が高いため，変色しやすい.
・床用レジンと化学的に結合する.

C 硬質レジン歯

フィラーが添加されており，陶歯とレジン歯の中間的性質をもつ.

D 金属歯

・金属色のため前歯部には使用できない．（審美不良）

・耐摩耗性に優れるため，咬合関係が変化しにくい．

・強度に優れるため排列スペースが不足している場合にも使用できる．

・耐摩耗性・耐衝撃性に優れ，丈夫である．

	陶歯	レジン歯	硬質レジン歯	金属歯
削合性	△	○	○	○
研磨性	×	○	○	◎
耐摩耗性	◎	×	○	◎
粉砕能力の維持	◎	×	○	◎
耐衝撃性	×	○	△	◎
床用レジンとの接着	×	◎	○	×
化学的安定性	◎	△	△	○
抗プラーク付着性	◎	△	△	○
耐変色性	◎	△	△	○
衝撃音	×	○	○	○
咬合面の修理	×	○	△	×
対合歯の摩耗	×	○	○	○
審美性	◎	△	○	×

Ⅱ．義歯床

A 樹脂

1）アクリル樹脂（床用レジン）

（1）加熱重合型

（2）常温重合型

（3）マイクロ波重合型

2）熱可塑性樹脂

（1）ポリエーテルサルホン樹脂

（2）ポリサルフォン樹脂

（3）ポリカーボネート樹脂

（4）ポリエステル樹脂

B 金属

金属床義歯は，レジン床義歯に比べて，口蓋部の厚さを薄く（1/4〜1/6）できる．

1）金合金

2）コバルトクロム合金：一般に金属床のフレームワークによく用いられる．

3）チタン（純チタン，チタン合金）：比重が金合金の約 1/4，コバルトクロム合金の約 1/2．生体親和性に優れる．

Ⅲ．全部床義歯の各部の名称

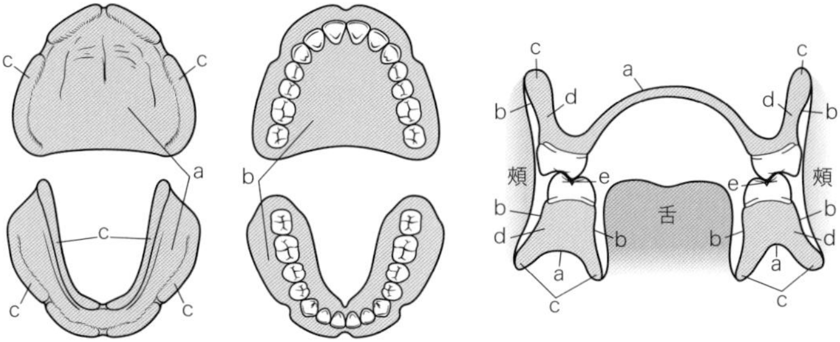

粘膜面観　　咬合面観　　前頭面観

a：義歯床粘膜面：残存顎提に接触する面

b：義歯床研磨面（筋圧面）：義歯床粘膜面以外の床部分の表面

c：義歯床縁：解剖学的に唇側面，頬側面，舌側面に分けられる

d：義歯床翼：床縁から人工歯歯頸部までの義歯床の部分

e：人工歯咬合面

Ⅳ．全部床義歯の維持・支持・安定

A 維持

1）唾液による物理的維持力

義歯床の面積が大きいほど，また，義歯床の粘膜に対する適合が緊密なほど，唾液による物理的維持力は大きくなる．

(1) 唾液と義歯床との分子間引力

相接する異なった物体の表面間の分子間引力

(2) 唾液の凝集力

同種分子間に発生する引力．

(3) 唾液と義歯床間の界面張力 ＜ 義歯床と床下粘膜との間の距離に反比例する

適合の良好な2面間に介在する液体の薄層に生じる．

2）陰圧による物理的維持力（吸着力）

離脱力に対する維持力として作用する（辺縁封鎖）．

3）筋圧による生理的維持力

・デンチャースペース：上下顎堤間の義歯が占める空間（→ p.97 参照）

・ニュートラルゾーン：下顎全部床義歯の筋圧による生理的維持（→ p.98 参照）

4）解剖学的維持力

①顎堤弓の大きさ：大きいほど維持力が高い．

②顎堤の形態：方形が最も維持力が高い．

③口蓋の深さ：U字型で深いと義歯の吸着や維持力が高い．

④骨隆起やアンダーカットの有無：骨隆起やアンダーカットがあると辺縁封鎖が得られにくい．

⑤義歯床下粘膜の硬さ，厚さ（正常な場合，顎堤は歯槽頂部において約2mm程度）：薄いと疼痛が生じやすい．厚いと義歯の維持や安定を得にくい（フラビーガムなど）．

CHECK! 義歯の維持・脱離に関与する筋

①義歯の維持に関与する筋
・頬筋（→ p.102 参照）
・口輪筋（→ p.102 参照）
・舌筋（→ p.17 参照）

②義歯の脱離に関与する筋
・咬筋（→ p.14 参照）
・オトガイ筋（→ p.102 参照）
・内側翼突筋（→ p.15 参照）
・顎舌骨筋（→ p.16 参照）

B 支持（義歯の沈下に抵抗する作用）

(1) 適度に角化した上皮

(2) 適切な厚みがあり，基底骨にしっかり付着している粘膜下組織

C 安定

(1) **咬合平衡**：側方運動時においては作業側と平衡側の臼歯部の接触が保たれ，前方運動時においては前歯部と臼歯部の接触が保たれている状態

(2) 上下顎顎堤の前頭面での対向関係→ p.97 参照

(3) 上下顎顎堤の矢状面での対向関係

①平行型：義歯は安定している．

②後方離開型：義歯は比較的安定している．

③前方離開型：義歯は不安定となる．

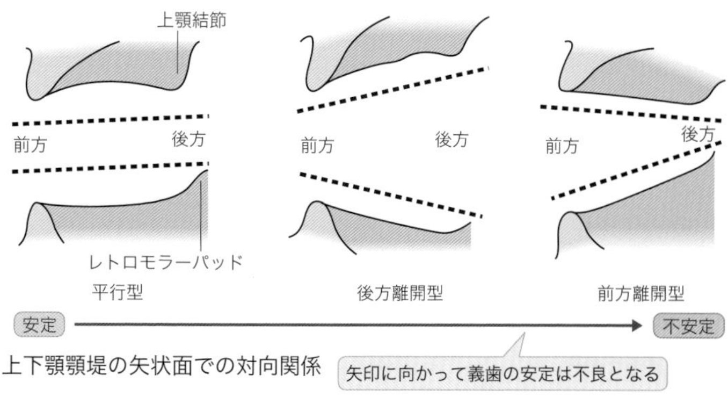

上下顎顎堤の矢状面での対向関係

Chapter 5
全部床義歯治療の流れ

Check Point

・全部床義歯治療の流れを理解する．

よくでる

Ⅰ．全部床義歯の治療の流れ（半調節性咬合器使用）

診療室（チェアサイド）	技工室（ラボサイド）
1. 検査 2. 前処置 外科的前処置 補綴的前処置（粘膜治療，咬合治療） 3. 概形印象採得 既製トレー＋モデリングコンパウンド 既製トレー＋アルジネート印象材	
	4. 研究用模型製作（硬質石膏） 模型検査 基本設計 個人トレー製作（トレー用レジン＋モデリングコンパウンド）
5. 精密印象採得（筋圧形成，ウォッシュ印象） 個人トレー＋モデリングコンパウンド＋シリコーンゴム印象材	
	6. 作業用模型製作（超硬質石膏） スプリットキャスト付与 咬合床（基礎床＋咬合堤）製作
7. 咬合採得（仮想咬合平面の設定，垂直的顎間関係の決定，水平的顎間関係の記録，転覆試験，標示線の記入） フェイスボウ記録	

同日！

（つづく）

（つづき）

診療室（チェアサイド）	技工室（ラボサイド）
	8. 咬合器装着（半調節性咬合器） ゴシックアーチ描記装置の製作
9. ゴシックアーチ描記法 （水平的顎間関係の決定，機能評価） チェックバイト 人工歯選択	
	10. 矢状顆路および側方顆路の調節 人工歯排列 歯肉形成
11. ろう義歯試適 （パラトグラム法）	
	ろう義歯試適直後 12. Tench のコア採得 埋没・流ろう・塡入・重合
	13. 咬合器再装着 スプリットキャスト法 Tench のコア フェイスボウ 削合 選択削合 自動削合 研磨
14. 義歯の装着，調整 術後管理 義歯修理 リライン，リベース	

Chapter 6

診察・検査

Check Point

・全部床義歯治療で行われる検査について理解する．

Ⅰ．全部床義歯治療で行われる主な診察と検査

<table>
<tr><th colspan="2">項目</th><th>主な内容</th></tr>
<tr><td rowspan="2">医療面接</td><td>主訴，現病歴</td><td>義歯の不適合，疼痛，咀嚼障害（咀嚼困難），発音障害，審美障害，義歯の破折，異物感，義歯の脱落など</td></tr>
<tr><td>既往歴</td><td>全身：基礎疾患（高血圧症，虚血性心疾患，糖尿病，Parkinson病など），服用薬剤など
口腔：口腔粘膜疾患，口腔乾燥症，これまでに受けた補綴治療など</td></tr>
<tr><td colspan="2">口腔外の検査</td><td>顔貌（無歯顎様顔貌，下顎の偏位，咬合高径の低下，対称性など），顎関節（圧痛，関節雑音，開口量など），口腔周囲筋（圧痛など）</td></tr>
<tr><td colspan="2">口腔内の検査</td><td>義歯床下粘膜・軟組織（炎症，圧痕，義歯床下粘膜異常〈義歯性口腔粘膜症〉），顎堤（吸収程度，形態），舌（大きさ，位置，運動性，炎症，圧痕，舌圧），唾液（量と性状，口腔乾燥），口腔衛生状態（舌苔，デンチャープラークの付着など）</td></tr>
<tr><td>画像検査</td><td>パノラマＸ線撮影
顎関節Ｘ線撮影
CT 画像検査
MR 画像検査
Ｘ線ビデオ透視
超音波検査</td><td>下顎骨の吸収程度，オトガイ孔の位置，顎堤頂と下顎管の位置関係，下顎頭および関節円板の形態や位置，異物，埋伏歯，嚥下機能障害など</td></tr>
<tr><td colspan="2">模型検査</td><td>→ p.62 参照</td></tr>
<tr><td colspan="2">使用中の義歯の検査</td><td>義歯（形態，大きさ，材料，変色，破損，人工歯の咬耗，清掃状態など），義歯の装着状態（適合状態，咬合接触状態，咬合高径，発音，嚥下など）</td></tr>
<tr><td colspan="2">顎口腔機能検査</td><td>→ p.46 参照</td></tr>
<tr><td colspan="2">口腔関連 QOL</td><td>→ p.45 参照</td></tr>
</table>

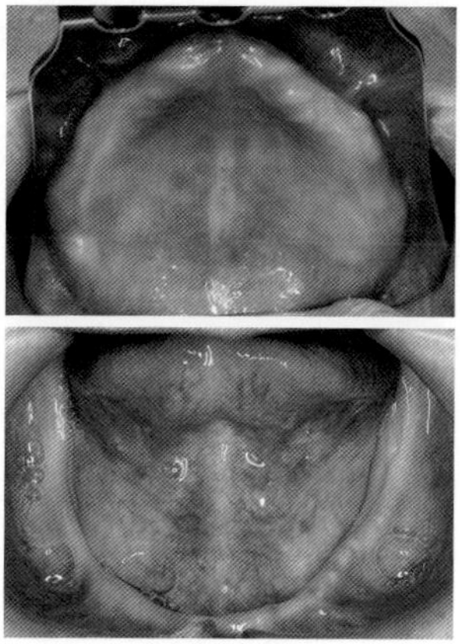

口腔内の検査

CHECK! 口腔関連 QOL

1) Oral Health Impact Profile（OHIP）

①機能的な問題，②痛み，③不快感，④身体的困りごと，⑤心理的困りごと，⑥社会的困りごと，⑦ハンディキャップ，の 7 領域，49 項目からなる口腔関連 QOL の評価指標

2) General Oral Health Index（GOHAI）

過去 3 か月間における口腔に起因する問題の発生頻度を問うもの

3) Oral Impacts on Daily Performance（OIDP）

過去 6 か月間において口腔に関する困りごとが，どれほど日常生活に影響を与えたかを問うもの

CHECK! 医療面接とインフォームド・コンセント

1）医療面接：患者との信頼関係（ラポール）を構築

・言語的コミュニケーション
・非言語的コミュニケーション
・基本的態度：①受容，②傾聴，③共感的態度（解釈モデル）

2）インフォームド・コンセント

・病状と治療の必要性および予後について，患者にわかりやすい言葉と表現で十分に説明し，患者が理解納得したうえで治療法を選択して同意すること．
・「おまかせ医療」ではなく「患者参加型医療」や「自己決定医療」が尊重されなければならない．

Ⅱ．全部床義歯に必要な顎口腔機能検査

（歯科医師国家試験出題基準 令和５年版）

口腔検査	顎間関係の記録（→ Chapter 9 参照）	安静空隙利用法（下顎安静位利用法）
		嚥下運動利用法（嚥下法）
		発音利用法
		最大咬合力利用法
		習慣性閉口路利用法
		ゴシックアーチ描記法
		フェイスボウトランスファー
		下顎運動記録
	唾液・唾液腺の検査	唾液分泌能検査（ガム検査，Saxon テストなど）
		唾液成分検査
		唾液腺シンチグラフィ
顎口腔機能検査	咀嚼機能検査（→ p.47 参照）	咀嚼能力検査
		咬合力検査（咬合圧検査）
		咬合音検査
		筋電図検査
		舌圧検査
		下顎運動検査
	摂食嚥下機能検査	舌圧検査
		口唇閉鎖力検査
		嚥下造影検査（VF）
		嚥下内視鏡検査（VE）
		改訂水飲みテスト（MWST）
		反復唾液嚥下テスト（RSST）
		頸部聴診法
		フードテスト
	発声・発語検査（→ p.148 参照）	呼気持続時間の測定
		発声持続時間の測定
		発語明瞭度検査
		オーラルディアドコキネシス（単音節復唱検査，交互運動能力検査）
		パラトグラム検査
	鼻咽腔閉鎖機能検査（→ p.149 参照）	ブローイング検査
		発声言語の聴覚判定
		鼻漏出検査
		鼻咽腔内視鏡検査
	味覚検査	電気味覚検査
		濾紙ディスク法
		点滴法（滴下法，全口腔法など）

Ⅲ．咀嚼機能検査 よくでる

A 咀嚼能力検査

1）直接的検査法

・咀嚼能力を咀嚼する試料（ピーナッツ，グミ，生米など）により直接判定する．

・全部床義歯の平均咀嚼能率は健全歯列の約 20％

(1) 篩《し》分法《ぶんほう》（粉砕能力の客観的評価）

ピーナッツや生米などを一定回数咀嚼させたものをふるいにかけ，残った重量とふるいを通過した重量の比率により咀嚼能力を判定する．

(2) グルコース溶出量による判定法（混合能力の客観的評価）

・検査用グミゼリーを咀嚼させ，グルコース溶出量を血糖測定器で測定することにより咀嚼能力を判定する．

・口腔機能低下症の評価項目

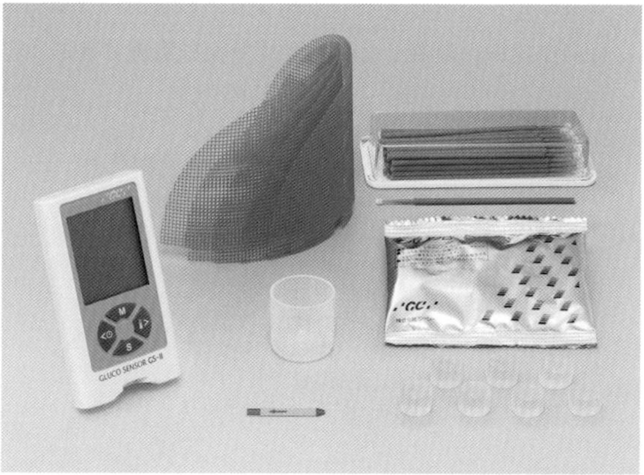

グルコース溶出量による判定：グルコセンサー(ジーシー)

(3) ガム咀嚼(混合能力の客観的評価)

ガム(混合能力テストガム，キシリトール咀嚼チェックガムなど)の混合状態により咀嚼能力を判定する.

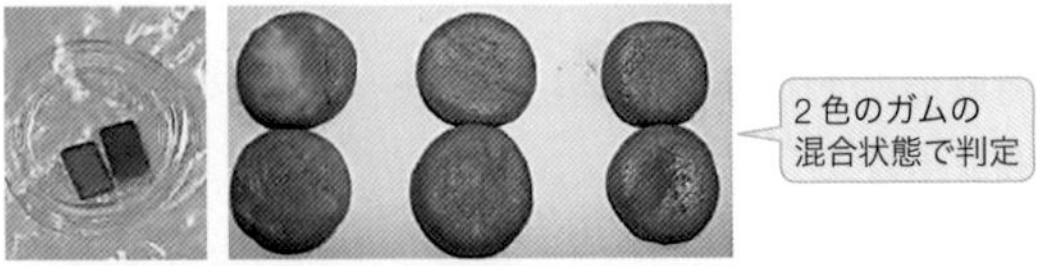

混合能力テストガム(ロッテ)

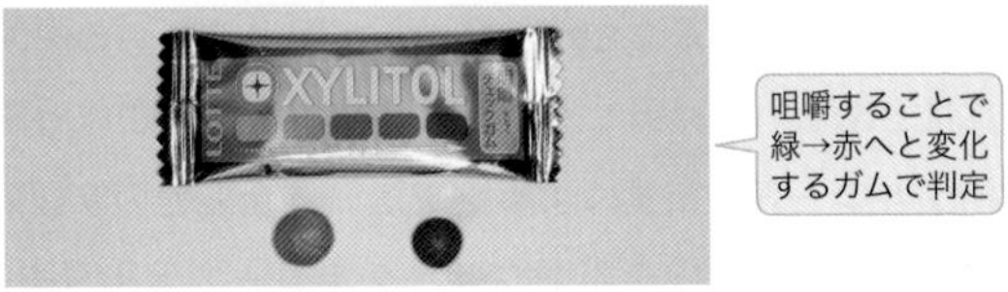

キシリトール咀嚼チェックガム(ロッテ)

(4) 咀嚼能力判定表(咬度表)(食品摂取アンケートによる主観的評価)

摂取可能な食品をスコア化することにより，咀嚼能力を総合的に評価，判定する．特別な設備や装置を必要とせず簡便に実施できる.

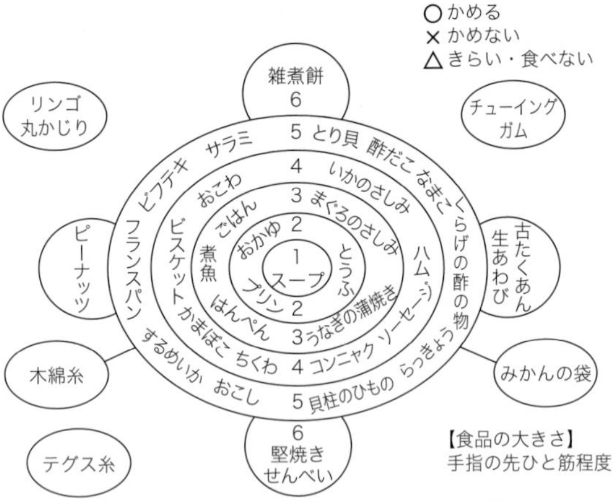

咀嚼能力判定表(咬度表)(山本，1972[15])

2）間接的検査法

・咀嚼に関与する下顎運動・筋活動・咬合力・咬合接触状態などにより咀嚼能力を評価・判定する.

・咀嚼時の下顎運動検査として，切歯点の解析・ME 機器（**モーションビジトレーナー：MVT など**）を用いて，下顎中切歯部に取りつけた磁石の動きを，頭部に固定したセンサーアレイで検出する方法がある.

・咀嚼の経路・リズム・速度を評価する.

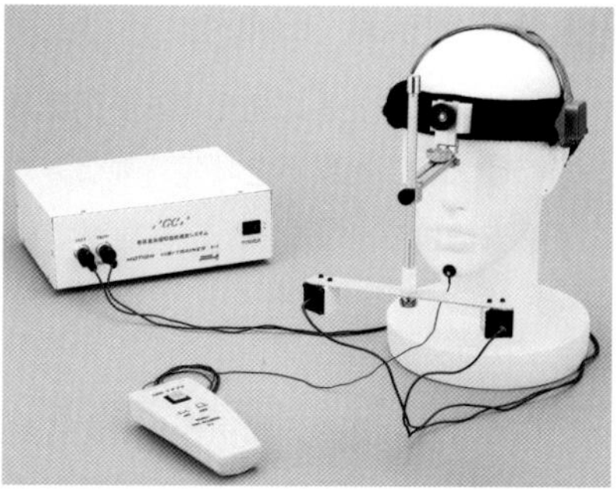

ME 機器：モーションビジトレーナー(ジーシー)

B 咬合力検査（咬合圧検査）

・最大咬合力，咀嚼力，歯列全体の咬合力分布などを検査する.

・個々の歯あるいは歯列全体の咬合面部に加わる荷重量を計測する.

・感圧フィルム，オクルーザルフォースメーター（咬合力値のみを測定できる）など

・口腔機能低下症の評価項目

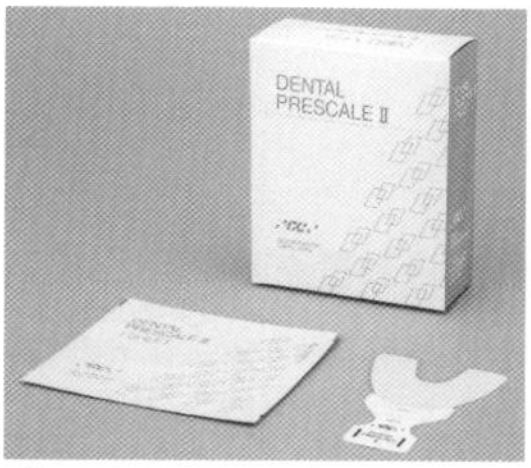

感圧フィルム：デンタルプレスケールⅡ(ジーシー)

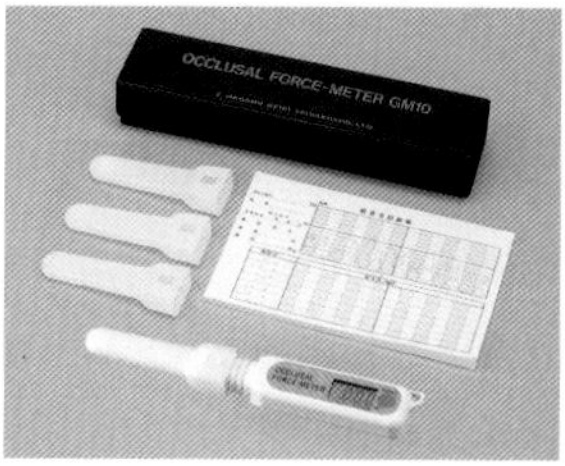

オクルーザルフォースメーター(モリタ)（販売中止）

C 咬合音検査

咬合状態の検査で，①聴診法（早期接触，咬頭干渉の判定），②電気的記録法，などがある．

D 筋電図検査（EMG）

・筋が収縮するときに発生する筋活動電位を記録する．
・咀嚼リズム（周期）と持続時間より判定する．
・**下顎安静位**（→ p.8 参照）を推測できる．

E 舌圧検査

・舌圧とは，口腔内に取り込んだ食品を舌が口蓋前方部との間でつぶす力のことである．通常，最大舌圧として測定する．
・咀嚼のリハビリテーション効果を客観的に評価する．
・口腔機能低下症の評価項目

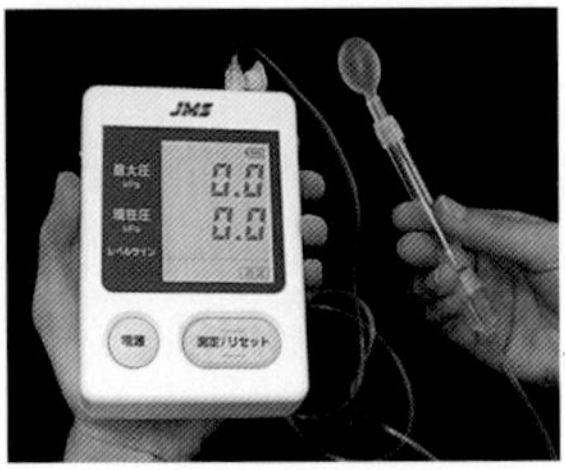

舌圧測定器（JMS）

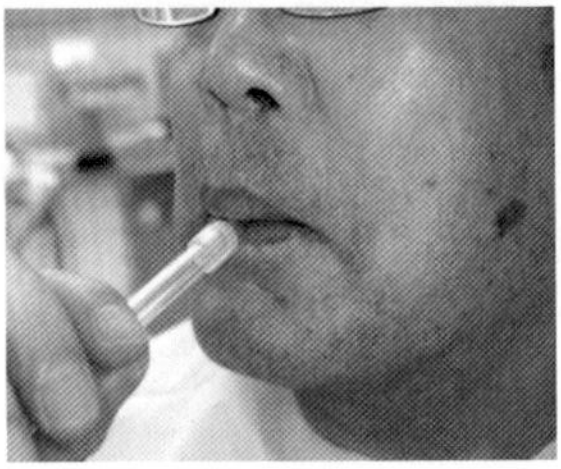
舌圧測定

F 下顎運動検査

下顎運動検査法では，歯科用下顎運動記録装置を用いて，電気的に下顎切歯点の三次元運動を検出後，咀嚼運動経路のパターンや咀嚼運動の安定性を評価する（→ p.13 参照）．

Chapter 7

前処置，複製義歯による治療

Check Point

・外科的前処置，補綴的前処置について理解する.
・複製義歯による治療の特徴を理解する.

I．前処置

補綴装置製作時に治療の妨げとなるような口腔内環境を改善するために行う.

A 外科的前処置

①抜歯，②小帯切除術（上唇小帯，下唇小帯），③骨隆起（口蓋隆起，下顎隆起など）切除術など

B 補綴的前処置

1）治療用義歯による粘膜治療

(1) 義歯床辺縁や内面の調整

義歯床が長すぎたり強く当たって粘膜の損傷や疼痛が生じている場合は，適合試験材〔プレッシャー・インディケイティング・ペースト（PIP）：白色のシリコーンゴムやクリームタイプの材料〕などを用いて義歯床の適合状態を評価のうえ，削除と研磨を行う.

(2) ティッシュコンディショニング（粘膜調整）

義歯床下粘膜のゆがみや圧痕を，ティッシュコンディショナー（粘膜調整材）を義歯床粘膜面に貼付することにより，健康な状態に回復させる.

2）治療用義歯による咬合治療

①咬合挙上，②咬合面再形成 （→ p.139 参照）

CHECK! 治療用義歯

・最終義歯の製作の前に，粘膜治療や咬合治療などの目的で装着される暫間的な義歯
・複製義歯を製作する場合と，使用中の義歯の義歯床や人工歯の形態を常温重合レジンで修正して用いる場合がある．

使用中の義歯は不用意に修正すると元に戻せないので注意！

Ⅱ．複製義歯

・使用中の義歯などを埋没操作などにより複製した義歯
・**治療用義歯**や**診断用義歯**として使用されることが多い．
・訪問歯科診療やインプラント治療にも応用される．

A 複製義歯による治療の特徴

1）治療用義歯としての使用 よくでる

・複製義歯は常温重合レジンで製作されるため，大幅な修正を加えることができる．
・理想的な義歯の形態に修正後，新義歯にその形態を反映できる．

2）訪問歯科診療への応用

複製義歯を印象用トレーおよび咬合床として使用する．

➡治療時間や治療回数を減らせる．

3）インプラント治療への応用

・ろう義歯の複製義歯を製作し，歯科用 CT 撮影のガイドとして使用する（診断用ガイドプレート）．
・診断用ガイドプレートを参考に改造を行い，サージカルガイドプレートとする．

B 複製義歯の製作

①専用フラスクへ使用中の義歯を埋没する．

②人工歯部への常温重合レジン（歯冠色）を築盛する．

③採得したシリコーンコアに注入孔を設け，常温重合レジンを流し込み，重合する．

④研磨して完成する．

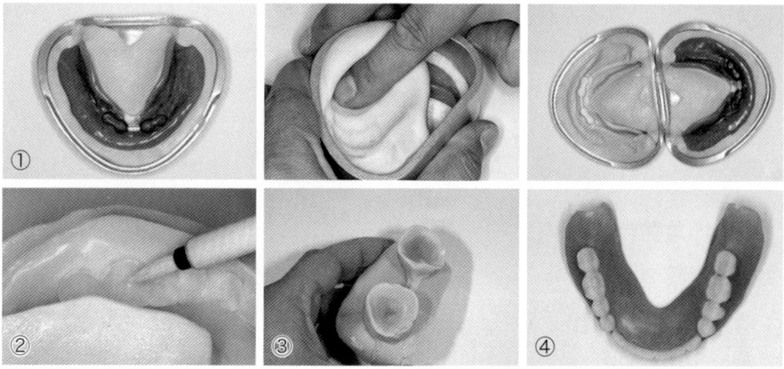

C 複製義歯による治療

①診断

②複製義歯の製作

③複製義歯の装着と調整

・義歯床外形の修正（義歯床縁への即時重合レジンの追加）

・咬合面再形成（→ p.139 参照）

・ティッシュコンディショナー（粘膜調整材）の貼付

④印象採得および咬合採得

粘膜治療と咬合治療が終了したら，複製義歯を使用して印象採得および咬合採得を行う．

⑤ろう義歯試適

⑥新義歯の装着

Chapter 8

印象採得

Check Point

・印象採得の流れ，種類，材料，方法を理解する．

Ⅰ．印象採得の流れ

①概形印象採得
②研究用模型の製作
③個人トレーの製作
④精密印象採得（筋圧形成）
⑤作業用模型の製作

Ⅱ．印象法の種類

A 粘膜への圧力別分類

1）無圧印象

可及的に圧を加えないで静止状態を採得する印象

2）加圧印象

加圧下で採得する印象（咬合圧印象，ダイナミック印象などの機能印象）

3）選択的加圧印象

フラビーガムに対する印象法

スペーサーの厚さや遁路の数などを変化させ，圧力を調節して採得する印象

B 機能別分類

1）解剖学的印象

静的な状態で採得する．**無圧印象**ともいう．

2）機能印象

被圧変位量に応じた力で加圧し，顎堤周囲可動組織の動的状態も記録する．

3）ダイナミック印象

使用中の義歯やその複製義歯などをトレーとして，長時間流動性が持続する印象材を用いて，患者の日常生活における機能時の粘膜の動態を採得する．動的印象ともいう．

4）咬合圧印象

咬合面に対して垂直な圧力が加わる

咬合床またはろう義歯をトレーとして，咬合力によって加圧した状態で採得する．

5）咬座印象

人工歯排列や削合の終了したろう義歯をトレーとし，咬合させて採得する．印象採得後は，そのまま埋没，填入，重合する．

C 印象材の組合せ別分類

1）単一印象

1つの印象材だけを用いる印象法

2）連合印象

①種類の異なる印象材を組合わせて採得する（寒天アルジネート印象など）．

②同じ種類の流動性（フロー）が異なる印象材で2回に分けて採得する（一次印象：シリコーンゴム印象材のパテタイプ，二次印象：シリコーンゴム印象材のインジェクションタイプなど）．

3）二重同時印象（ダブルミックス印象）

同じ種類の流動性（フロー）が異なる印象材で同時に採得する．

D 目的別分類

1）概形印象（→ p.58 参照）

2）精密印象（→ p.62 参照）

3）リラインのための印象（→ p.134 参照）

Ⅲ．印象材

A 印象材の性質

1）硬化後の特性

①弾性印象材：硬化後に弾性を示すもの

②非弾性印象材：硬化後に弾性を示さないもの

2）熱可塑性

常温では変形しにくく，熱を加えると変形しやすくなり，冷えるとまた変形しにくくなる性質（可逆性）.

3）弾性ひずみ

変形に対する柔軟さ

4）永久ひずみ

印象に加わる力を解除したときに残る変形

5）流れ（フロー）

一定の力を加えたときの流れやすさ

6）ぬれ

印象材の被印象面（支台歯，粘膜）に対するなじみやすさ

B 印象材の種類

主な印象材の種類と特徴

印象材	流れ	弾性	特徴
モデリングコンパウンド	××	非弾性	概形印象，筋圧形成に用いる
アルジネート印象材	○	弾性	主に概形印象に用いる
酸化亜鉛ユージノール印象材	◎	非弾性	無圧印象に用いる（フラビーガムに対応）
シリコーンゴム印象材			
筋圧形成用	×	弾性	筋圧形成に用いる
レギュラータイプ	△	弾性	流れはやや悪い
インジェクションタイプ	◎	弾性	ウォッシュインプレッションに用いる
ポリサルファイドゴム印象材	×	弾性	においが強い
アクリル系印象材	△	粘弾性	ダイナミック印象に用いる
印象用石膏	◎	非弾性	無圧印象に用いる（フラビーガムに対応） アンダーカットのある顎堤には使用できない

CHECK!　フラビーガムの印象採得

・選択的加圧印象（フラビーガム部分は変形させないよう無圧印象とし，他は加圧印象とする）
・弾性印象材（加圧部）：シリコーンゴム印象材のインジェクションタイプなど．
・非弾性印象材（無圧部）：酸化亜鉛ユージノール印象材，印象用石膏
・流れ（フロー）を調節したアルジネート印象材を用いる場合もある．

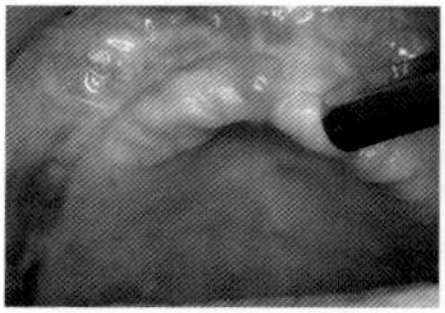
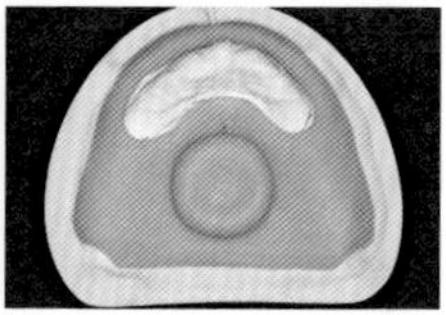

CHECK!　アクリル系印象材（ダイナミック印象材，動的印象材）

・粉末（PEMA：ポリエチルメタクリレート）と液（芳香族エステルとエチルアルコール）からなり，粉末と液の混和でゲル化反応が起こり，粘弾性体となる．
・ダイナミック印象に用いられる（→ p.136 参照）．

Ⅳ. 概形印象採得

歯および欠損部顎堤などの口腔内緒組織を予備的に採得する印象である.

A 目的

概形印象から研究用模型を製作し, ①模型検査（対向関係, 顎堤のアンダーカットの検査など), ②義歯床縁の位置決定, ③義歯の基本設計, ④個人トレーの製作などを行う.

B モデリングコンパウンドによる概形印象採得

1）特徴

・モデリングコンパウンドは**熱可塑性**であるため, 辺縁を部分的に順序よく, 繰り返し形成することができる.

・義歯機能時に近い, 長さ, 厚さを採得できる.

2）手順

①既製トレーの選択と調整

・必要に応じてユーティリティワックスやプライヤーで辺縁形態を調整する.

・トレーの過長部は, 金冠バサミでトレーを切り取り, 金属ヤスリで丸める.

②サーモバス（水温 60°）でモデリングコンパウンドを軟化し, 既製トレーに盛り上げる.

③口腔内に圧接し, 患者自身に口唇, 頬, 舌の運動を行わせる.

④モデリングコンパウンドの過剰部分は, 切り出しナイフで削除し, 不足部分は追加する.

⑤修正部分のみガストーチを用いて軟化する.

⑥再度, トレーを口腔内に圧接する.

⑦修正部分に過不足がないか確認を行い，不足部分はモデリングコンパウンド追加し，④，⑤に戻る．

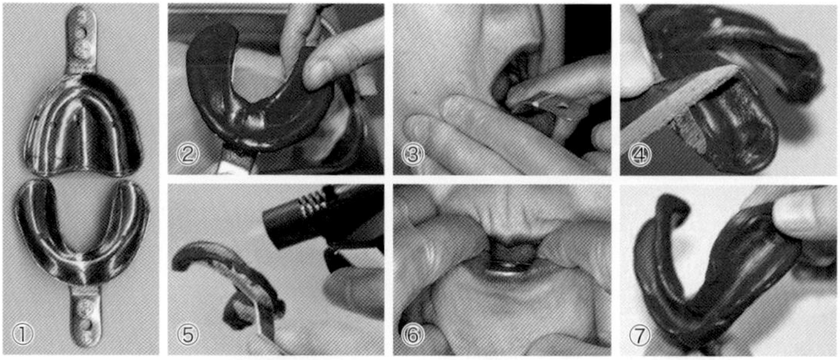

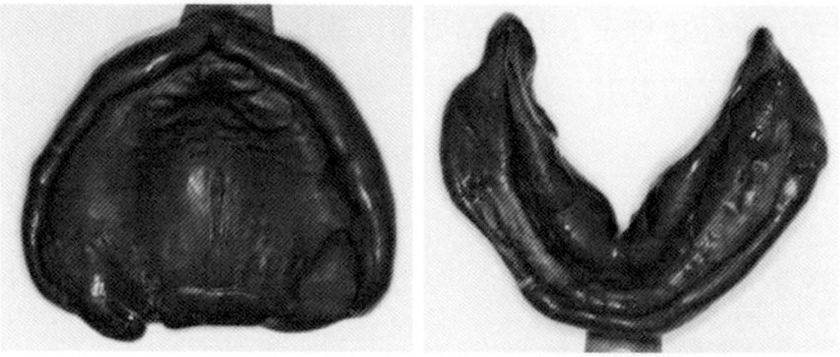

モデリングコンパウンドによる概形印象

C アルジネート印象材による概形印象採得

1）特徴

・アルジネート印象材は操作性に優れ，不可逆性である．水との練和により硬化し，弾性となるため，**アンダーカットを有する顎堤**に使用される．

・**フラビーガム**を無圧的に印象する際にも用いられる．

・流れ（フロー）を調節することで圧はあまり加わらず，粘膜は静止に近い状態で記録される．

・口腔内での硬化時間は約3分であるため，すばやく筋圧形成を行う必要がある．

・嘔吐反射への対応が必要である．

CHECK! 嘔吐反射への対応法

・緊張緩和（抗不安薬の投与）
・トレー適合性の向上
・鼻呼吸
・頭部の前傾
・軟口蓋部への表面麻酔の噴霧（塗布）
・印象材の選択（硬化時間，流れ，においに配慮する）
・印象材稠度の調整

2）手順

①有孔または網目の金属製既製トレーを選択する．

②アルジネート印象材をトレーに盛り，患者に口唇，頬，舌の運動を行わせる．口唇，頬を引っ張ったり，マッサージをするなどして筋圧形成を行う．

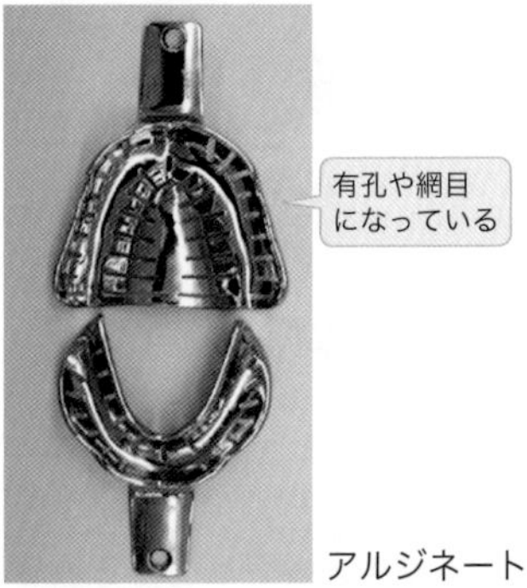

アルジネート印象材用トレー

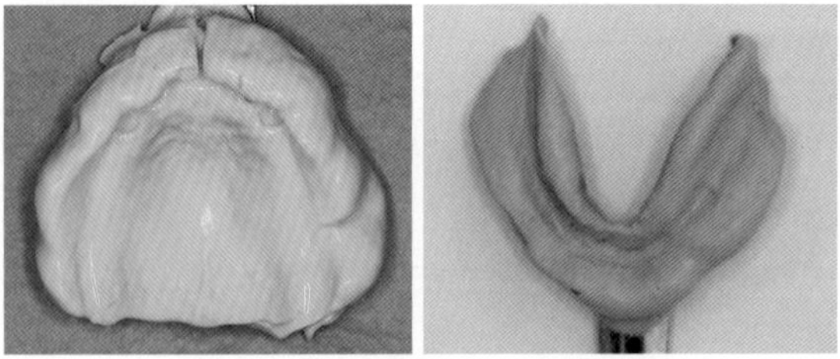
アルジネート印象材による概形印象

V．研究用模型の製作

模型の観察，義歯の基本設計，患者への説明，個人トレー製作などを行うため研究用模型を製作する．

手順（モデリングコンパウンドによる概形印象の場合）

①モデリングコンパウンドによる概形印象

②印象辺縁から5mm程度外側にユーティリティワックス（直径約5mm）を巻きつける．〈辺縁部（リム）の確保〉

③ユーティリティワックスに沿って，パラフィンワックスを周囲に巻きつけ箱型をつくる（**ボクシング**）．

④バイブレーター上で硬質石膏（白色）を練和し，印象面に注入する．

⑤，⑥仮想咬合平面（上顎：HIPプレーンと平行，下顎：前歯部顎堤から12mm上方，レトロモラーパッド1/2の高さ）と平行になるように模型基底面をトリミングする．

⑦上下顎研究用模型の完成

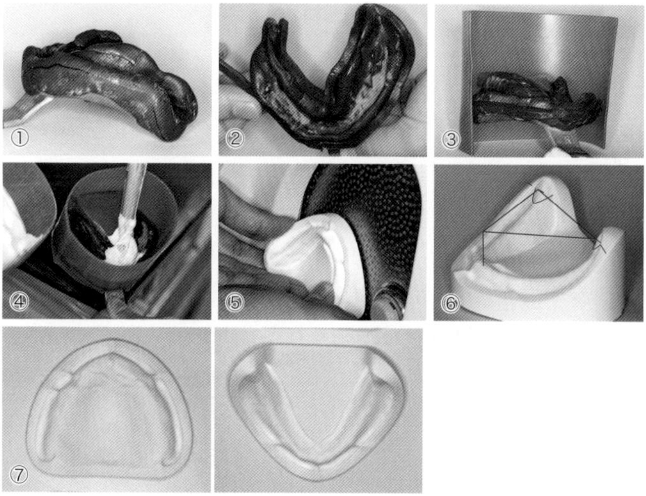

CHECK! ボクシングの意義

・印象の辺縁を模型上に正確に再現できる.
・模型の基底部に強度を確保するために必要な厚さを付与できる.
・印象面に注入した石膏泥が溢出するのを防止する.
・模型の厚みを一定の寸法に保持する.

アルジネート印象材ではボクシングが困難なので, 注入する石膏で辺縁に十分な厚みをもたせる.

CHECK! 研究用模型による検査項目

・顎堤弓の形態（V 字, 放物線, 楕円, 円, 方形など）
・残存顎堤の形態（高い, 扁平, 狭い, 添窩, なだらか, 凹凸など）
・顎堤吸収の程度（多い, 中等, 少ない）
・咬合圧負担域の広さ（大, 中, 小）
・口蓋の高さ（高, 中, 低）
・解剖学的形態（上顎結節, レトロモラーパッド, 骨隆起, 切歯乳頭, 口蓋小窩の位置など）

Ⅵ. 精密印象採得

モデリングコンパウンドあるいは筋圧形成用シリコーンゴム印象材による筋圧形成後, 流れ（フロー）のよい精密印象材で粘膜印象（ウォッシュインプレッション）を採得する.

A 目的

精密印象から作業用模型を製作し, ①義歯床縁の位置と形態の決定, ②義歯の製作設計, ③義歯の製作, を行う.

B 個人トレーの製作

1）研究用模型の前処置

(1) リリーフ

個人トレーの内部に印象材の入るスペースを設け, 印象圧を緩和する.

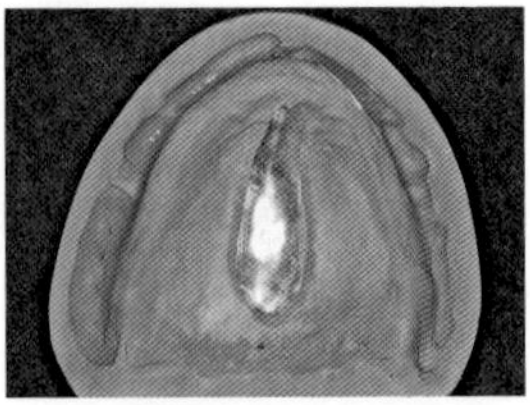

口蓋隆起のリリーフ

(2) ブロックアウト

サベイラインに囲まれた領域（アンダーカット域）をワックスなどにより塞ぐ.

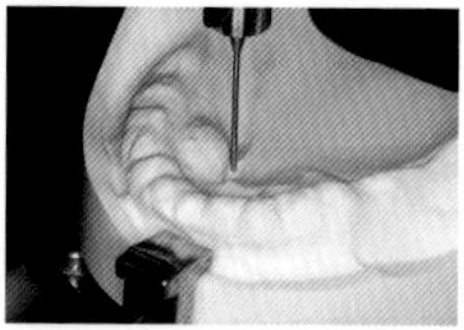

下顎隆起部のアンダーカットをサベイヤーで確認

(3) ポストダム （→ p.68 参照）

2）個人トレーの形態，性質

・外形線：義歯床外形より 2～3 mm 短く設定

・厚さ：1.5～2.0mm 程度 強度を確保する！

・**フィンガーレスト**を付与する.

・**ストッパー**を付与する.

・**遁路**：被圧変位量の大きな顎堤の場合，印象圧を調節するために溢出孔（スピルウェイ）を付与する.

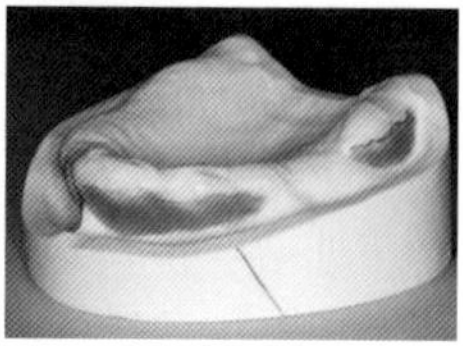

顎堤部アンダーカットのブロックアウト

・柄が印象操作中に口唇や頬の運動を妨げないよう配慮する.

・個人トレーの材料：常温重合レジン（トレー用レジン）

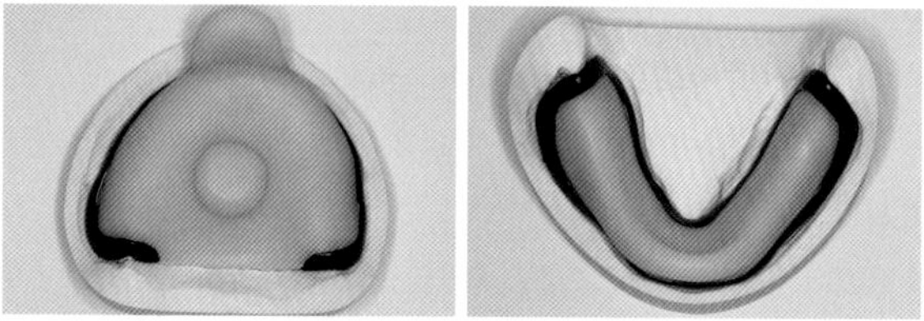

上下顎の個人トレー(辺縁部にブラックコンパウンドを付与)

C 個人トレーによる筋圧形成（辺縁形成）

1）目的

・可動部分の運動範囲を正確に印記する.

・義歯床形態を決定する.

・義歯の辺縁封鎖性を向上させる.

2）印象材

・モデリングコンパウンド

・シリコーンゴム印象材（筋圧形成用）

・アクリル系印象材 ダイナミック印象により義歯辺縁の動態を記録！

3）手順

（1）上顎

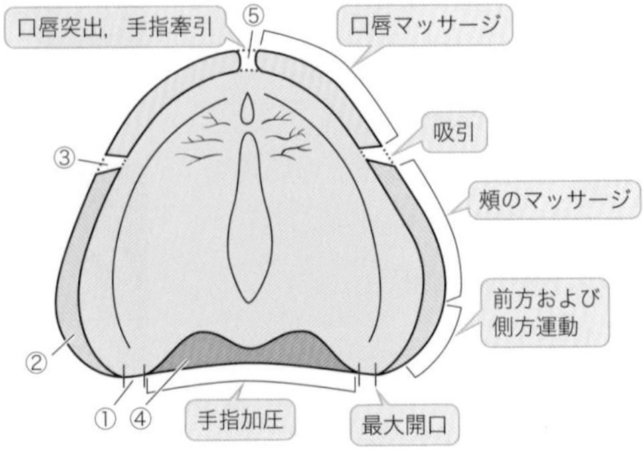

①大臼歯最後方部（翼突下顎ヒダ）：最大開口．翼突下顎ヒダを印記

②頬側臼歯後方部：下顎の前方および左右側方運動．左右筋突起の動きを印記

③頬側床縁部：術者の指を吸引させる．頬筋の動き（頬小帯）を印記

④後縁部（アーライン）：術者の手指による加圧．ポストダム，辺縁封鎖性の向上

⑤唇側前庭部：術者の手指による牽引，口唇の突出・吸引．上唇小帯を印記

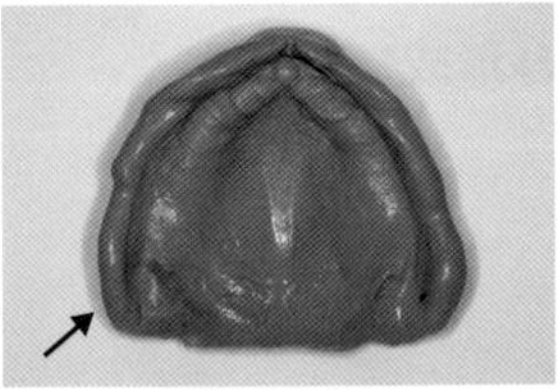

②頬側臼歯後方部

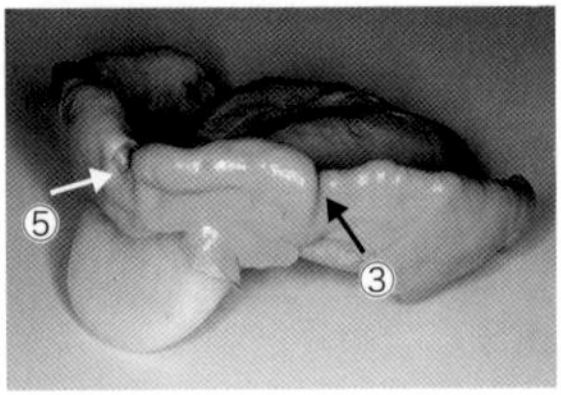

③頬小帯，⑤上唇小帯

(2) 下顎

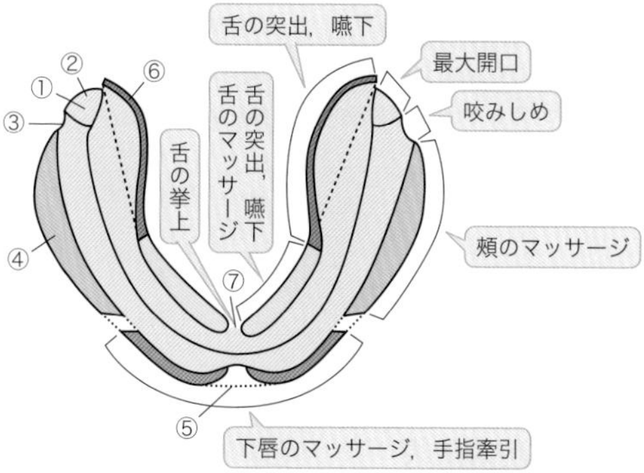

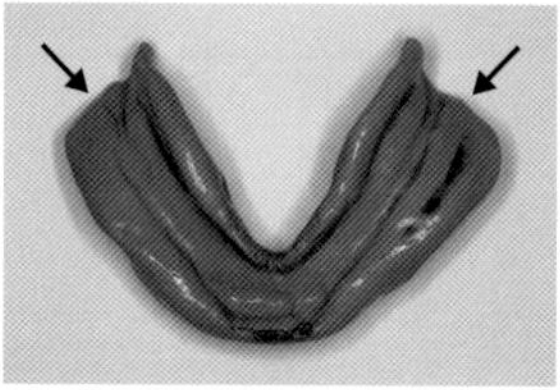

②大臼歯最後方部

①レトロモラーパッド部：後方部を圧迫．辺縁封鎖性の向上

②大臼歯最後方部（翼突下顎ヒダ）：最大開口．翼突下顎ヒダを印記

③大臼歯部後方：強く閉口．咬筋切痕を印記

義歯床負担域であるため広い面積を印記

④大臼歯部頬側（頬棚）：術者の指を吸引あるいは手指による牽引．頬筋の動き（頬小帯）を印記

⑤前歯部唇側（下唇小帯）：口唇突出，術者の手指による牽引．下唇小帯を印記

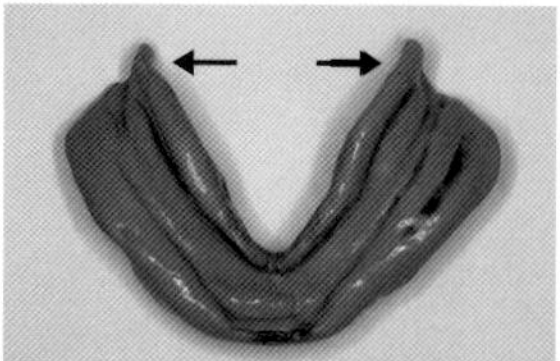

⑥舌側臼歯部

⑥舌側臼歯部：嚥下，舌の前突．顎舌骨筋の動きを印記

⑦舌側前歯部：嚥下，舌の挙上，舌尖で左右の上唇下縁（口角）をなめさせる．舌小帯（サブリンガル部）を印記

	部位	印記すべき対象，目的	方法
上顎	大臼歯最後方部	翼突下顎ヒダ	最大開口
	頬側臼歯後方部	左右筋突起の動き	下顎の前方運動および左右側方運動
	頬側床縁部	頬筋の動き（頬小帯）	術者の指を吸引させる，頬のマッサージ
	後縁部（アーライン）	ポストダム，辺縁封鎖性の向上	手指による加圧
	唇側前庭部	上唇小帯	術者の手指による牽引，口唇の突出・吸引
下顎	レトロモラーパッド部	辺縁封鎖性の向上	後方部を圧迫
	大臼歯最後方部	翼突下顎ヒダ	最大開口
	大臼歯部後方	咬筋切痕	強く閉口
	大臼歯部頬側（頬棚）	頬筋の動き（頬小帯）咬合圧負担域であるため広い面積を印記	術者の指を吸引あるいは手指による牽引，頬のマッサージ
	前歯部唇側	下唇小帯	口唇突出，術者の手指による牽引
	舌側臼歯部	顎舌骨筋の動き	嚥下，舌の前突
	舌側前歯部	舌小帯	嚥下，舌の挙上，舌尖で左右の上唇下縁（口角）をなめさせる

D 粘膜印象

筋圧形成後，流れのよい印象材でウォッシュインプレッションを行う．

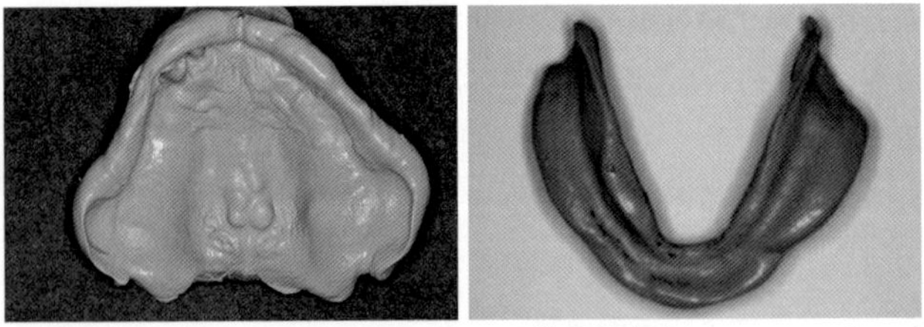

シリコーンゴム印象材を用いた上下顎精密印象（ウォッシュインプレッション）

CHECK! ウォッシュインプレッション

- 流れのよい印象材を用いる．（流れが悪いと粘膜を過度に加圧し歪めるため精密な形態が再現できない！）
- 顎堤にアンダーカットが存在する場合は，弾性を有するシリコーンゴム印象材を用いる．

Ⅶ. 作業用模型の製作

全部床義歯製作のため，精密印象により採得された口腔内情報を正確に再現した作業用模型を製作する．

A 手順 (→Ⅳ. 研究用模型の製作　p.61 参照)

①前準備として精密印象体の辺縁に技工用シリコーンパテ（ユーティリティーワックス）を付着し，それに沿ってボクシング用メタル（パラフィンワックス）で取り囲む（**ボクシング**）.

②超硬質石膏を印象面に盛り，硬化を待つ.

③硬化後，石膏を注意深く印象から取り外しトリミングを行い，作業用模型を完成させる.

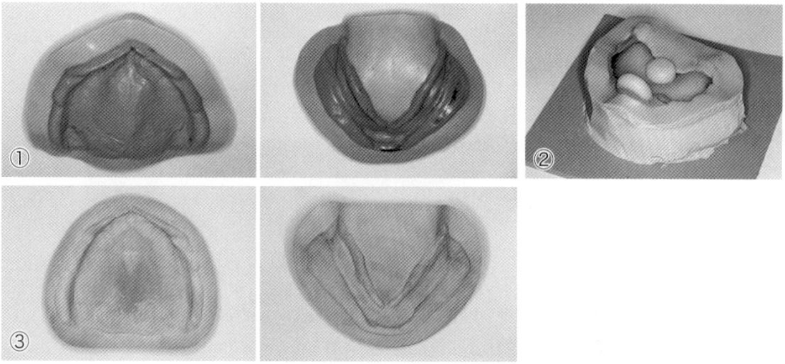

B 作業用模型の調整

1）リリーフ

・義歯床粘膜面の一部を凹状として，義歯床を介して顎堤粘膜あるいは顎骨に加えられる咬合力を緩和する.

・粘膜が薄く被圧変位量が小さい**口蓋隆起**，**下顎隆起**などの**骨隆起**や，神経，血管の開口部に相当する**切歯乳頭**などが対象となる.

CHECK! リリーフの対象部位

①切歯乳頭（切歯孔部）
②骨隆起：口蓋隆起，下顎隆起
③骨鋭縁部（鋭い顎堤頂，鋭利な歯槽頂）
④粘膜肥厚部
⑤粘膜菲薄部
⑥吸収の著しい顎堤のオトガイ孔部
⑦フラビーガム
⑧口蓋縫線（口蓋正中部）
⑨顎舌骨筋線
⑩比較的新しい抜歯窩（粘膜下の骨の粗造な部位）
⑪横口蓋ヒダ
⑫その他

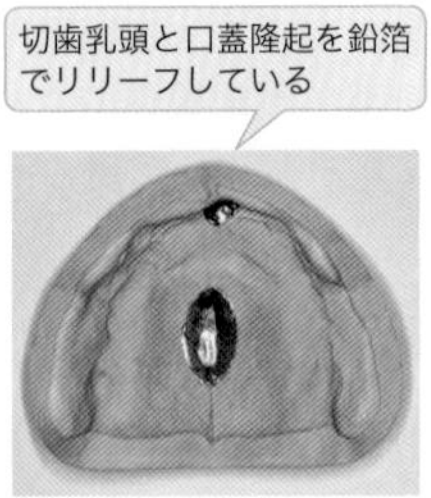

2）ブロックアウト

・ワックスや石膏などを用いて模型上のアンダーカット部分を塞ぐ.
・顎堤のアンダーカットをサベイヤーで確認後，パラフィンワックスでブロックアウトする

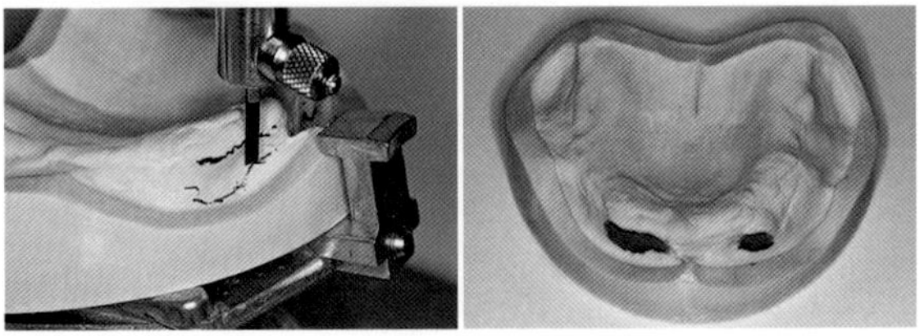

3）ポストダム（後堤法）

・上顎義歯床の辺縁封鎖を確実にするために設けられる堤状の突起
・作業用模型上で付与する場合は，模型の同部位を削除・修正する.

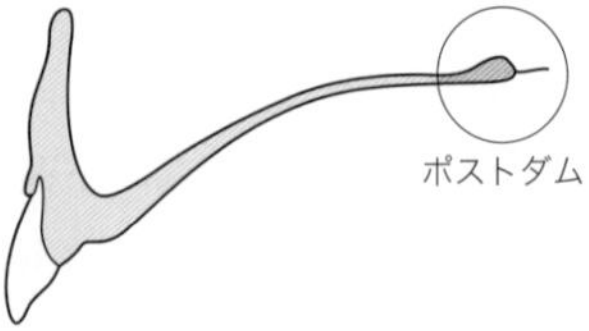

(1) 目的

・辺縁封鎖による上顎義歯の維持・安定

・発音障害の防止

・異物感の軽減（口蓋粘膜との移行を平滑にする）

・レジンの重合収縮の補償

(2) 手順

①前振動線と後振動線（アーライン→ p.33 参照）の間に設定する．

②精密印象採得時に硬・軟口蓋境界部の軟口蓋寄りのコンパウンドを術者が手指で加圧し，辺縁封鎖をはかる．

③ポストダムを付与する部分を作業用模型上で削除する．

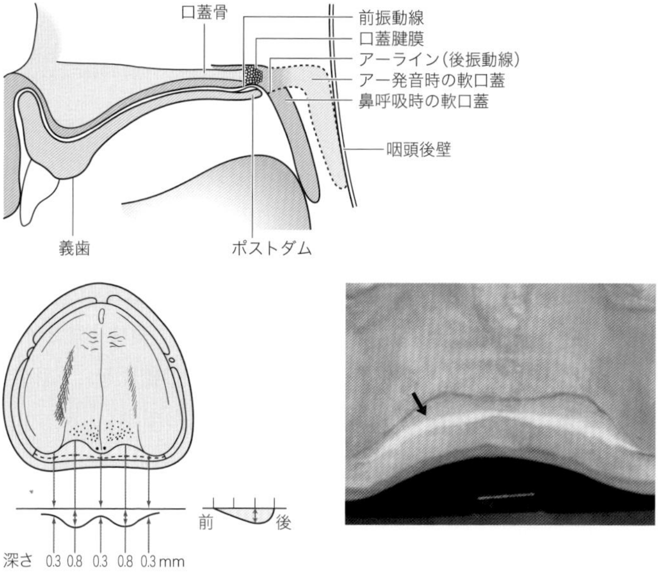

ポストダムの形成（林ほか編，1982[16]）

Chapter 9
顎間関係の記録

Check Point

・咬合床の製作法を理解する.
・仮想咬合平面の設定を理解する.
・垂直的顎間関係の決定法を理解する.
・水平的顎間関係の記録法を理解する.

I. 咬合床の製作

上下顎の位置関係を決定すると同時に，リップサポートの回復程度，人工歯排列基準を決定するために咬合床を製作する.

A 咬合床の設計

1）解剖学的指標（→ Chapter 3 参照）**を作業用模型に記入**

上顎結節，歯槽頂線（点線），切歯乳頭，口蓋小窩，翼突下顎ヒダ，レトロモラーパッドを模型に鉛筆で記入する．また，口蓋隆起，下顎隆起，フラビーガム，残根などがある場合はこれらも記入しておく.

2）基礎床の外形線の記入

基礎床の外形線は義歯床の外形線と一致させる.

①唇側・頬側：作業用模型の辺縁（精密印象された辺縁の形態と一致）
②上顎後縁：上顎結節を含み翼突下顎ヒダの付着部から，口蓋小窩後方1～2 mm 後方を通り，硬・軟口蓋境上（アーライン）に設置する.
③下顎後縁：レトロモラーパッドを覆う．➡翼突下顎ヒダは避ける

3）咬合堤（ろう堤）の指標の設定

咬合堤の位置や高さの指標を作業用模型の辺縁に延長線で記入する．

①歯槽頂線の延長線：咬合堤幅の中央

②レトロモラーパッドの 1/2：下顎咬合堤の高さ，など

4）リリーフおよびブロックアウト （→ p.67，68 参照）

5）咬合堤の標準寸法

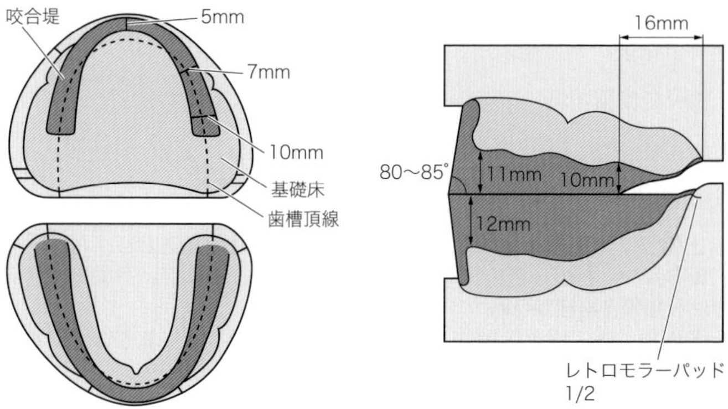

B 咬合床の製作

1）基礎床の製作

トレー用レジンを圧接する．

2）咬合堤の製作

パラフィンワックスを歯槽弓の形態（馬蹄型）に形を整え，基礎床と連結し，基礎床と咬合堤が移行的になるように修正する．

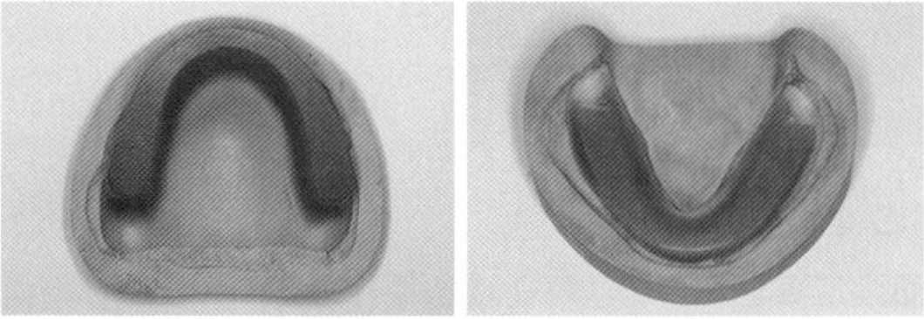

完成した上下顎咬合床

Ⅱ．仮想咬合平面の設定 よくでる

仮想咬合平面とは，最終義歯の咬合平面の基準となる，咬合堤上に表現される平面である．

A 上顎咬合床の修正

①上顎咬合床の適合状態を確認

②リップサポートの決定

③上顎咬合堤前歯部の高さを修正（上顎法または下顎法）

CHECK! 上顎法と下顎法

いずれを選択するかによって仮想咬合平面の設定が変わる！

・上顎法：人工歯を上顎から排列する．上唇下縁の高さから 1 mm 下方に仮想咬合平面を設定する．後方臼歯になるにしたがって，義歯の咬合平面は仮想咬合平面から離れていく．

・下顎法：人工歯を下顎から排列する．上唇下縁と同じ高さに仮想咬合平面を設定する．義歯の咬合平面と仮想咬合平面が一致する．

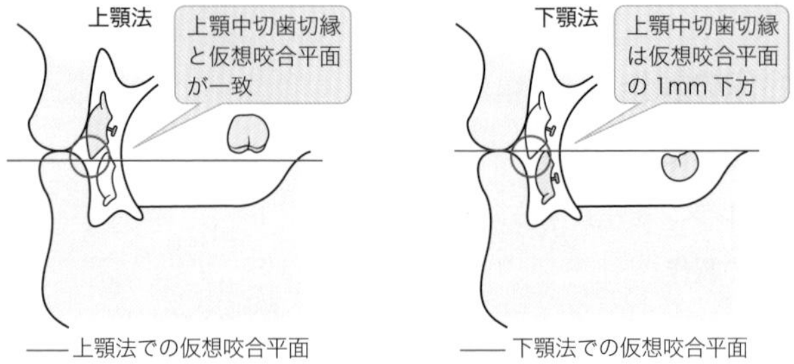

上顎法と下顎法の仮想咬合平面の違い（平沼ほか，1995[17]より改変）

B 仮想咬合平面の設定

1）上顎咬合堤の正面観の修正

咬合平面設定板を用いて，**瞳孔線**と平行になるよう咬合平面を修正する．

2）上顎臼歯部咬合堤（側方面観）の修正

咬合平面設定板を用いて，**Camper 平面**（→ p.11 参照）と平行になるよう咬合平面を修正する．

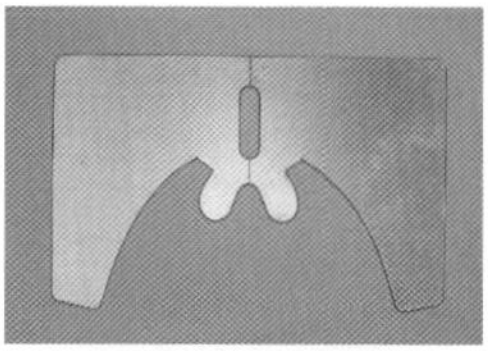

咬合平面設定板

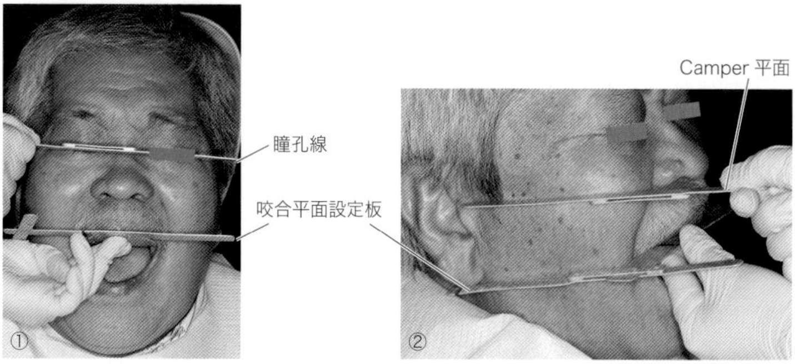

仮想咬合平面の設定
①正面観：瞳孔線と平行に設定　　②側方面観：Camper 平面と平行に設定

Ⅲ．垂直的顎間関係の決定 よくでる

垂直的顎間関係を決定した後に，ゴシックアーチ描記法により水平的顎間関係を決定する．

A 形態的根拠に基づく方法

1）上下顎中切歯の上唇下縁からの露出度

わずかな開口時に上唇下縁から上顎中切歯の切縁を 1 mm 程度露出させる．

2）使用中の義歯の咬合高径

使用中の義歯を装着した時の顔貌を参考とする．

3）頭部エックス線規格写真

4）顔貌の特徴 （→ p.4 参照）

鼻唇溝，上唇溝（人中），オトガイ唇溝，鼻唇角，上下赤唇部の厚さと面積，口角のしわ，エステティックライン（エステティックプレーン）

鼻尖とオトガイを結んだ線

5）顔面の計測値を利用する方法（解剖学的咬合高径決定法）

（1）Willis（ウィリス）法（——）

下顎安静位における瞳孔・口裂間距離と鼻下点・オトガイ点間距離が等しい．

（2）Bruno（ブルーノ）法（——）

鼻下点・オトガイ点間距離が患者の利き手でない手掌の幅径と等しい．

（3）McGee（マックギー）法（——）

眉間正中点・鼻下点距離，瞳孔・口裂間距離，左右口裂距離のうち2つ以上が鼻下点・オトガイ点間距離となるよう設定する．

（4）Buyanov（ブヤノフ）法（——）

上唇結節・オトガイ点間距離を左右口角間距離に一致させる．

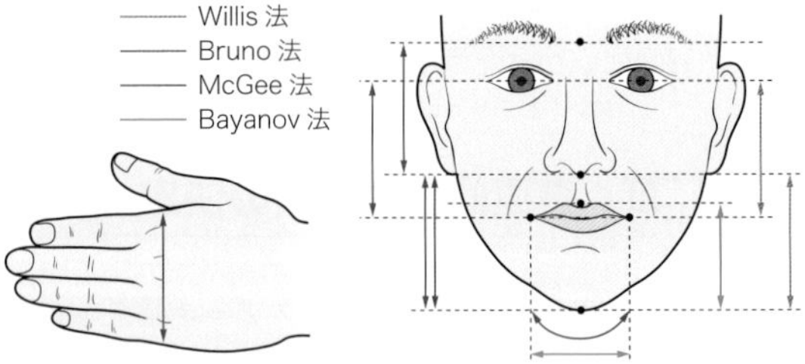

6）有歯顎時の情報を利用する方法

頭部エックス線規格写真，側貌記録，正貌写真，歯列模型など

B 機能的に求める方法（生理学的咬合高径決定法）

1）安静空隙利用法（下顎安静位利用法）

・**下顎安静位**の恒常性（有歯顎時と無歯顎時で変化が少ない）を利用する方法

・バイトゲージにより鼻下点・オトガイ点間距離を計測する.

・下顎安静位での鼻下点・オトガイ点間距離＝適正な咬合高径＋安静空隙量（2～3 mm）➡下顎安静位の高径から 2～3 mm を減じた値を咬合高径とする

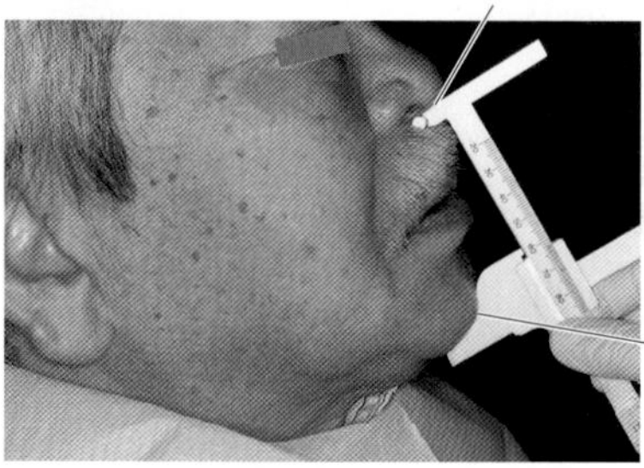

安静空隙利用法

2）発音利用法 （→ p.9 参照）

・［s］音：歯音，摩擦音．1～2 mm（**最小発音間隙**）

・［m］音：上下口唇が接触する咬合高径＝**下顎安静位**

3）嚥下法 （→ p.9 参照）

・嚥下の第 1 相では，下顎位は**咬頭嵌合位**に近接する.

・嚥下法は，**水平的顎間関係の決定にも利用**される（→ p.76 参照）.

4）最大咬合力利用法

最大咬合力は咬頭嵌合位よりやや開口した位置で発現する.

5）筋電図による方法

下顎安静位への誘導に筋電図を利用する.

Ⅳ. 水平的顎間関係の記録 よくでる

A 生理的方法（器具を必要としない方法）

1）筋疲労法

開閉口運動の繰り返しなどにより咀嚼筋を疲労させ，筋の過緊張などによる下顎偏位を防止する．

2）タッピング法

・歯をすばやくカチカチと咬み合わせる．
・**習慣性開閉口路**の記録
・咬合接触検査でもある．

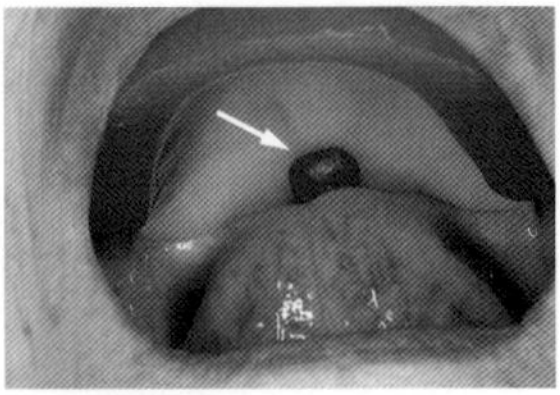

Walkhoff 小球利用法

3）Walkhoff（ワルクホッフ）小球利用法

上顎咬合床の後縁正中にワックスの小球を付着して口腔内に装着し，舌尖でこの小球を触れながら閉口させるとオトガイ舌筋を後上方に牽引して，**下顎の前方偏位を防ぐ**.

4）筋触診法（咬筋，側頭筋）

・咬筋（咬筋触診法）：左右側咬筋に同時に触れ，収縮程度が左右等しく，緊張が最も強く触診できた位置を水平的な下顎位とする（→ p.14 参照）.
・側頭筋（側頭筋触診法）：同じく左右側側頭筋に同時に触れ確認する（→ p.14，15 参照）.

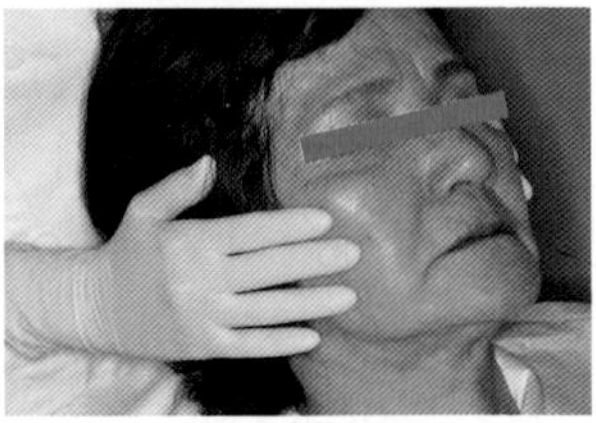

咬筋触診法

5）嚥下法

嚥下時の下顎位が**咬頭嵌合位付近**にあることを利用する（→ p.9 参照）.

嚥下法は垂直的顎間関係の決定にも利用される！

6）頭部後傾（後屈）法

頭部を後方に傾斜させた状態で閉口させることで，**下顎の前方偏位を防ぐ**.

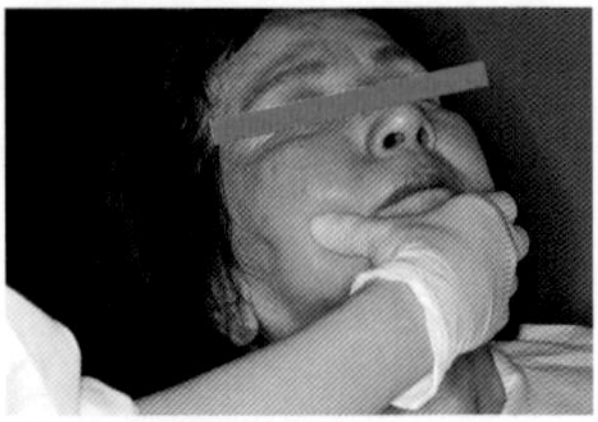

頭部後傾（後屈）法

B ゴシックアーチ描記法（水平的顎間関係の決定）

1）ゴシックアーチ描記法の概要

・下顎の側方限界運動路を描記針と描記板によって口腔内または口腔外で描記し，水平的顎位を決定する．（平面的な運動路）

・顎運動の記録法の１つ

・**定められた咬合高径における**下顎の前方・側方限界運動の軌跡を描記させる．

・その記録図（**ゴシックアーチ**）を基に水平的顎位の決定や診断を行う．

・口内描記法と口外描記法がある．

口内描記法と口外描記法の比較

	口内描記法	口外描記法
	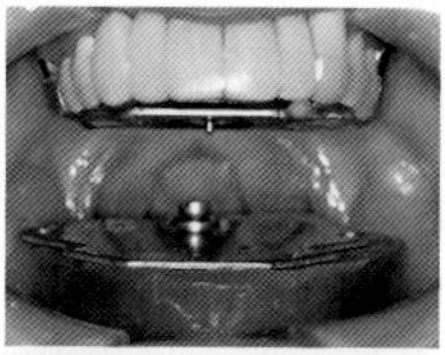 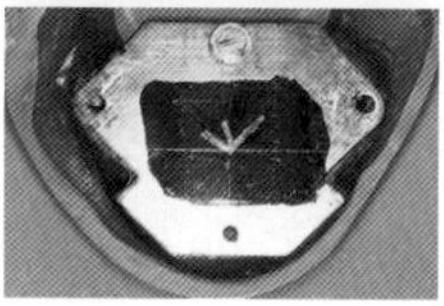 （第 112 回歯科医師国家試験）	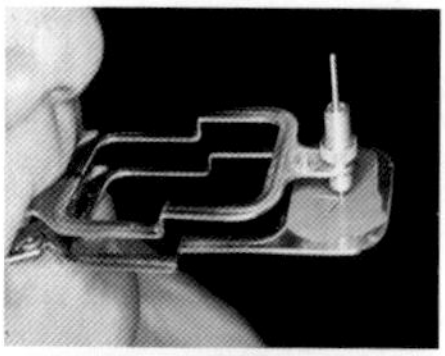 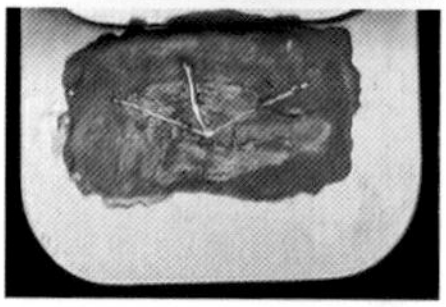 （第 112 回歯科医師国家試験）
利点	・装置が小さい ・描記時の安定性に優れる ・装置の操作性に優れる	・描記中に術者が運動軌跡を直視できる ・描記図が拡大されるため識別しやすい ・尖端のとがった描記針が使用できるため描かれる軌跡が細く鮮明
欠点	・描記中に術者が運動軌跡を直視できない ・描記図が小さく識別しにくい ・咬合圧に耐えるために描記針が太く，描かれる軌跡の鮮明さが劣る	・装置が大きい ・描記時の安定性に欠ける ・口唇が開いた状態での記録となり不自然

（鈴木，無歯顎補綴治療学，第 3 版，2016[1] より改変）

2）ゴシックアーチの描記法（水平的顎間関係の記録）の手順

①口腔内に上下顎記録床を装着し，適合を確認する．

②前方限界運動の練習　前方限界運動の後，最後退位に戻させる

③左右側方限界運動の練習　最後退位から左右側方限界運動を行わせる

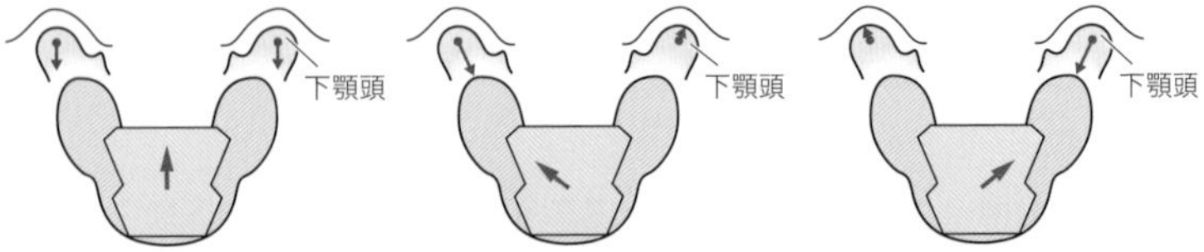

前方限界運動　　左側方限界運動　　右側方限界運動

④描記板に記録用インクを塗布し，乾燥させる．

⑤前方限界運動，次いで左右側方限界運動の描記を行う．

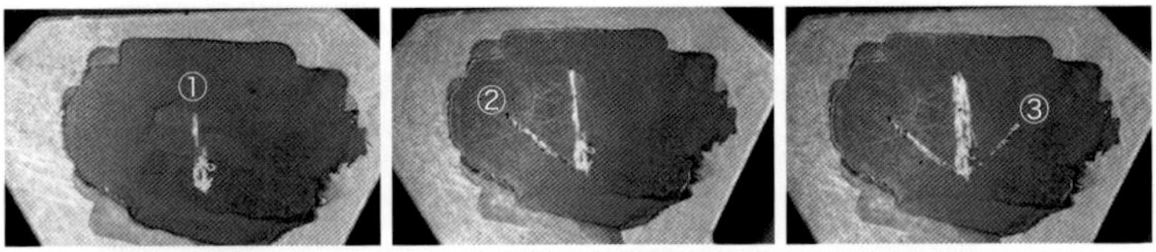

前方限界運動　　左側方限界運動　　右側方限界運動

⑥赤色咬合紙を用いてタッピング運動をさせ，描記板上に習慣性開閉口運動の終末位（**タッピングポイント**）を印記する．

⑦上下顎記録床を咬合器に戻して，青色咬合紙を用いて描記針の位置を描記板上に印記する．

⑧**アペックス**（タッピングポイント：赤）と咬合器上での描記針の位置関係（青）を確認する．

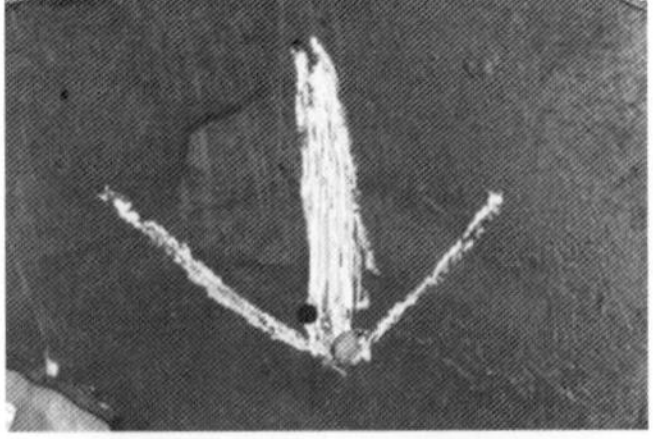

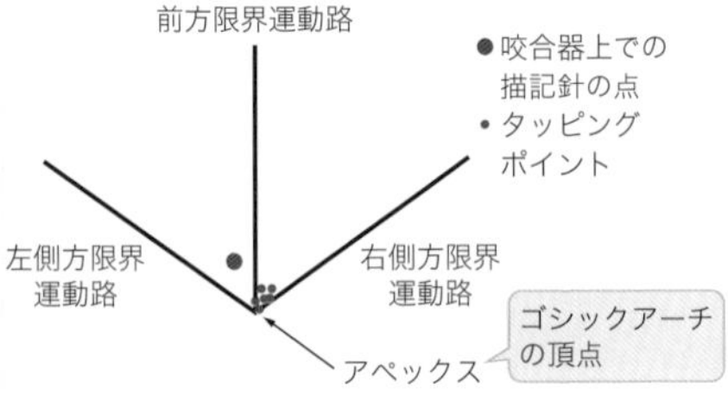

描記針を上顎に，描記板を下顎に取りつけた場合のゴシックアーチ描記図

3）描記針の位置とゴシックアーチとの関係

①標準的な位置

②前方に偏位するとゴシックアーチの展開角は広くなる.

③後方に偏位すると展開角は狭くなる.

④，⑤側方に偏位すると左右の展開角が異なる.

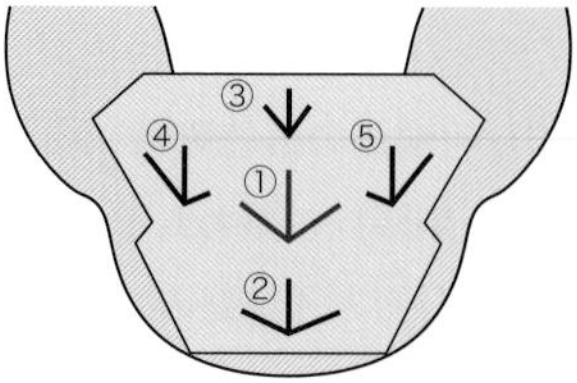

4）ゴシックアーチの例

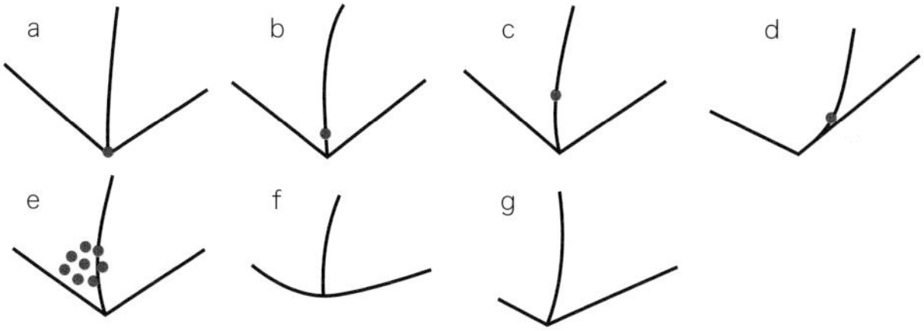

（1）顎運動に大きな問題がない

a：アペックスが明瞭に描かれ，タッピングポイントが1点に収束し両者が一致している.

b：アペックスが明瞭に描かれ，タッピングポイントがアペックスの前方0.5～1.0 mmの範囲に位置している.

（2）習慣性の前方咬合

c：アペックスが明瞭に描かれ，タッピングポイントが1点に収束しているが，大きく前方に離れている.

（3）習慣性の偏心咬合（下顎頭が下顎窩の中で偏位，下顎頭に形態的変化が生じている場合）

d：アペックスが明瞭に描かれ，タッピングポイントは収束しているが，それが側方に偏位している.

（4）咬合位が不安定

e：アペックスが明瞭に描かれているが，タッピングポイントがばらついている.

(5) 描記時に側方限界運動が行われていないことや顎機能の異常が疑われる

f：アペックスが明瞭でない.

(6) 咀嚼筋の機能障害や顎関節の内部障害などによる下顎頭の運動障害（制限）が疑われる

g：左右側方運動路の長さが大きく異なる.

C 立体的な運動経路によって求める方法（下顎運動の記録法）

1）パントグラフ法

下顎限界運動路を三次元的に記録する．**全調節性咬合器**（→ p.85 参照）の顆路調節に用いられる.

2）チューイン法

上下顎いずれか一方に設置したレジンなどの記録媒体を，対顎に設置した描記針などによって彫り込むことで下顎運動路を三次元的に記録する．**全調節性咬合器**（→ p.85 参照）の顆路調節に用いられる.

3）FGP テクニック

対合歯の機能運動経路を口腔内で直接ワックスや常温重合レジンなどに印記させる方法

D 転覆試験

・垂直的顎間関係および水平的顎間関係を記録した後，上下顎咬合床を口腔内に装着し咬合させた状態で，上下顎の咬合堤咬合面の間にスパチュラなどを挿入して咬合床の動揺程度を観察し，顎間関係の設定の適否を判定する.

・動揺が認められた場合は再度咬合採得を行う.

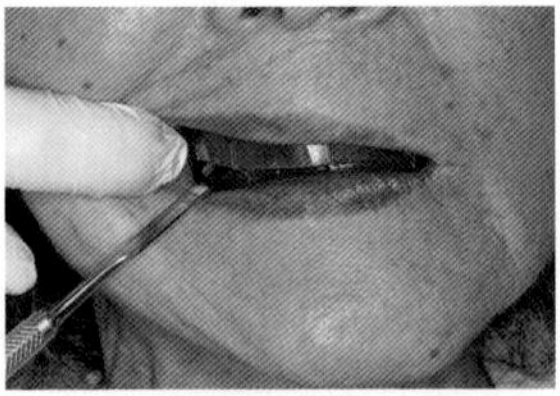

転覆試験

E 標示線の記入

標示線とは，顎間関係の記録が終了した段階で，上下顎咬合堤の唇側面に記入される人工歯選択および排列の基準となる線である．

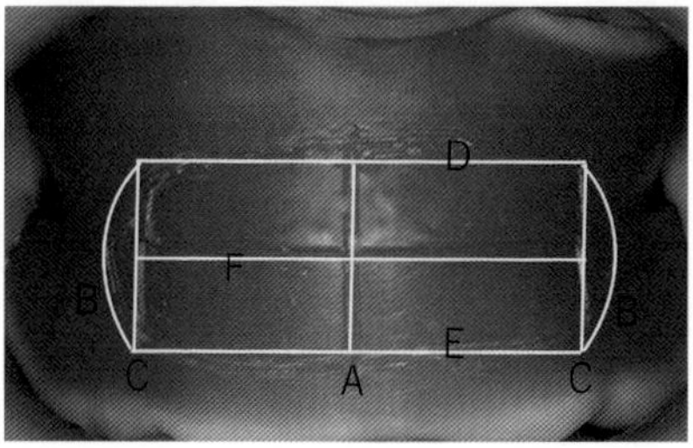

A 正中線
B 口角線
C 鼻幅線（鼻翼幅線）
D 上唇線 ｝笑線
E 下唇線 ｝笑線
F 微笑線

1）正中線

顔面の正中線と一致する．両側中切歯の近心面が接触する．排列の基準．

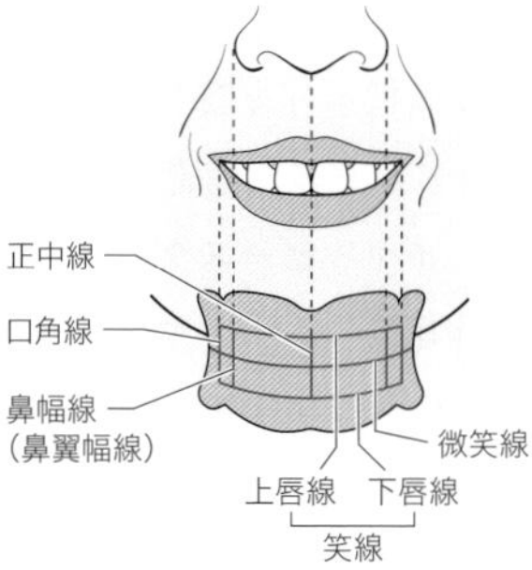

2）口角線

口をわずかに開けたときの左右の口角の位置を示す線. 上顎犬歯遠心面を通る. 左右口角線間の距離が上顎 6 前歯総幅径となる.

3）鼻幅線（鼻翼幅線）

鼻翼から下ろした垂線．上顎犬歯の尖頭を通る．上顎 6 前歯の幅径の選択および上顎犬歯排列位置の基準になる．

4）上唇線

咬合状態のまま笑ったときに上唇を最大限に挙上した上唇下縁の位置（上顎前歯の歯頸線の位置）．上顎前歯人工歯の歯冠長を決める参考となる．

5）下唇線

上唇線と下唇線をあわせて笑線（スマイルライン）！

咬合状態のまま笑ったときに下唇を最大限に下制した場合の下唇上縁の位置（下顎前歯の歯頸線の位置）

6）微笑線（スマイリングライン）

微笑したときの下唇の彎曲線．上顎前歯の切縁の位置と一致する．

F フェイスボウによる記録 咬合採得と同日に行う

頭蓋あるいは顎関節に対する上顎の三次元的位置関係を記録し，咬合器上に再現するため，主にフェイスボウを使用する．

1）フェイスボウの主な構成要素

①フェイスボウ本体
②イヤーロッド（後方基準点指示用）
③無歯顎用バイトフォーク
④リファレンスポインター（前方基準点指示用）

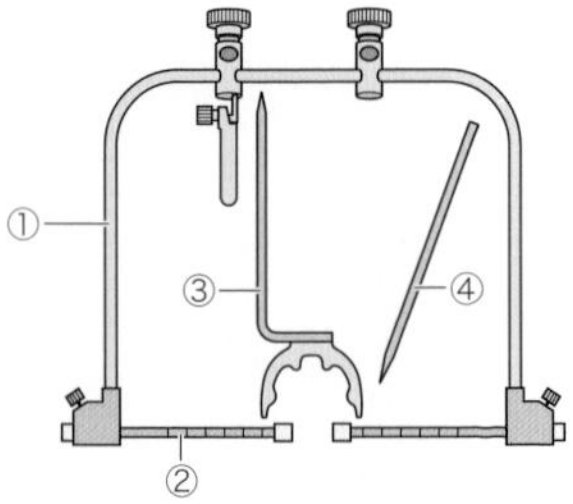

2）フェイスボウの種類

(1) フェイシャルタイプ

顆頭指示杆を咬合器の顆頭軸に適合させ，左右の目盛りが同じになるように調整後，固定する．**平均的顆頭点を基準**にする．

(2) イヤーピースタイプ

外耳道ピンにイヤーピースの先端を適合させ，左右の目盛りが同じになるように調整後，固定する．**外耳道を基準**にする．

3）基準点

(1) 前方基準点 咬合器によって異なる！

・**眼点**（**眼窩下点**）：咬合器の基準平面は**フランクフルト平面**．咬合床の仮想咬合平面は後ろ上がりに傾斜
・**鼻翼下縁**（**鼻下点**）：咬合器の基準平面は **Camper 平面**．咬合床の仮想咬合平面は基準平面と平行

(2) 後方基準点

・**外耳道**（イヤーピースタイプ）
・**平均的顆頭点**：耳珠上縁から 13 mm 前方の点，または外耳道上縁と外眼角を結んだ線上で外耳道の前方 13 mm の点
・**蝶番軸**：下顎の回転運動の回転中心軸➡ヒンジアキシスロケーターで決定する

・**全運動軸**：矢状面内すべての下顎運動で上下的な幅が最小となる回転軸

4）フェイスボウトランスファーの基本術式

①基準点の設定

前方基準点，後方基準点を設定し，顔面皮膚上に印記する．

②バイトフォークの固定

無歯顎用バイトフォークを加熱し，上顎咬合床の咬合堤に焼き込み固定する．

③イヤーピースを左右外耳道（後方基準点）に挿入する．

④フェイスボウ本体にバイトフォークを連結する．

⑤リファレンスポインターを設定した前方基準点に合わせ，クランプのネジを締める．

⑥イヤーロッドの解除

イヤーピースを外耳道から外し，フェイスボウ全体を取り出す．

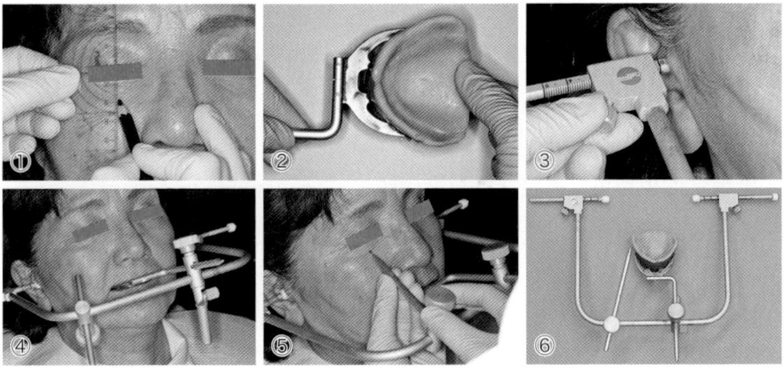

Chapter 10

咬合器装着と顆路調節

Check Point

・咬合器装着と顆路調節を理解する.

I. 咬合器

A 咬合器の種類

1）平線咬合器（蝶番咬合器）

・非顆路型

・咬頭嵌合位の再現を目的とした咬合器

・開閉運動のみが可能

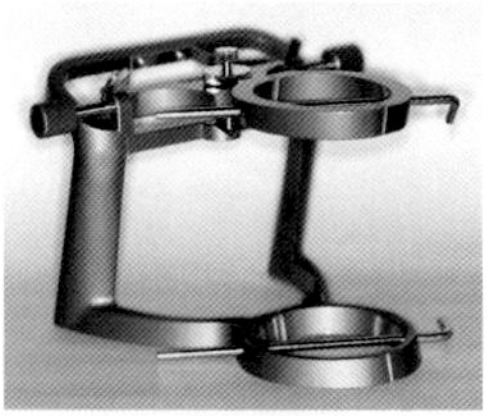

平線咬合器
（細井紀雄先生提供）

2）平均値咬合器

・顆路型

・解剖学的平均値に固定された咬合器

・**Bonwill 三角**（一辺約 10 cm）（→ p.12 参照）を基準としている.

・矢状顆路傾斜角：30°

・平衡側の Bennett 角（側方顆路角）：15°

・Balkwill 角：20°

角度可変機構あり

・矢状切歯路傾斜角：0～30° の範囲

・顆頭間距離：約 10 cm（4 インチ）

・上顎模型は**咬合平面板**を用いて咬合器装着する（→ p.86 参照）.

・フェイスボウトランスファーは必要ない.

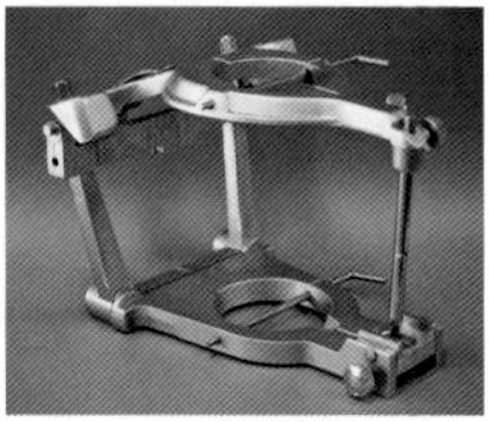

平均値咬合器
（細井紀雄先生提供）

3）半調節性咬合器

・顆路型

・矢状顆路（矢状前方顆路傾斜角・矢状側方顆路傾斜角）と平衡側の Bennett 角（側方顆路）の調節機構を備えている咬合器

・顆路は直線的

・上顎模型は**フェイスボウトランスファー**により装着する（→ p.82 参照）.

・**チェックバイト法**（→ p.88 参照）により顆路調節する.

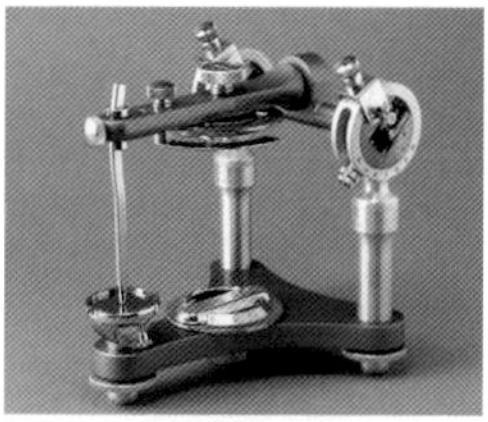

半調節性咬合器
（細井紀雄先生提供）

4）全調節性咬合器

・顆路型

・作業側，平衡側ともに顆路調節が可能

・顆路を生体と同じ曲線で再現できる.

・上顎模型は**フェイスボウトランスファー**により装着する（→ p.82 参照）.

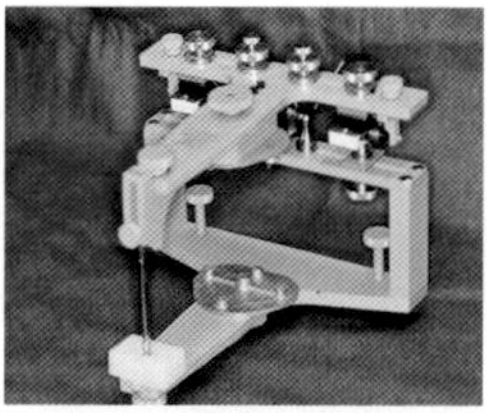

全調節性咬合器
（細井紀雄先生提供）

・顆頭間距離を調節できる.

・**パントグラフ法**，**チューイン法**などにより顆路調節する（→ p.80 参照）.

B 咬合器の機構による分類

1）関節部の構造による分類

(1) アルコン型咬合器

・生体の顎関節の構造と同様（生体の関節窩に相当する顆路部が上弓部に，下顎頭に相当する顆頭球が下弓部に装備）

・下顎が移動しても，上顎に対する顆路傾斜角は変化しない.

(2) コンダイラー型咬合器

・生体の顎関節の構造とは逆

・前方運動時に顆頭球は後方へ移動する.

2) 顆路部の構造による分類

(1) ボックス型咬合器

関節窩を模した箱型の顆路構造が顆頭球を覆う構造

(2) スロット型咬合器

溝状の顆路構造内を顆路球が移動する構造

CHECK!

咬合器上で咬合挙上した場合，関節部の構造（顆頭球の位置による違い）により矢状顆路傾斜角に違いが生じる．

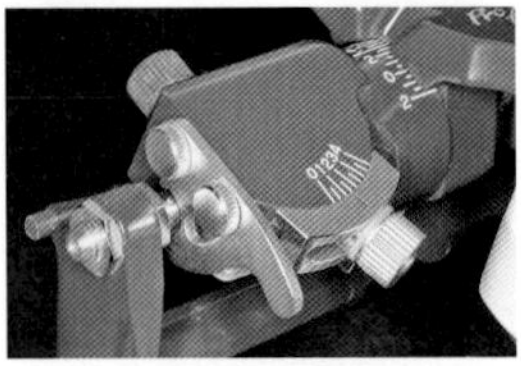

ボックス型

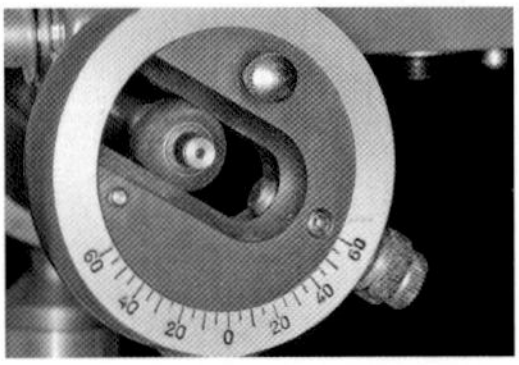

スロット型

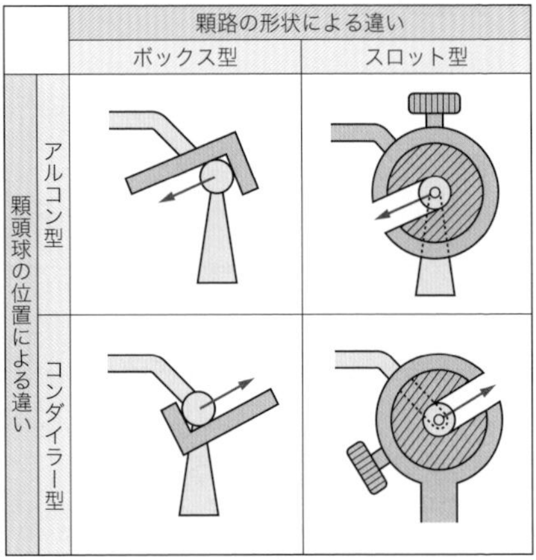

（黒岩，2016[7] より改変）

Ⅱ．咬合器装着

A 平均値咬合器

①**咬合平面板**（マウンティングジグ）により上顎模型を上弓に装着する．

Bonwill 三角の前方点（切歯点）を示す咬合平面板上のマークに上顎咬合床の正中前縁を一致させる．

②上顎模型を上弓に装着後，下顎咬合床を適合（咬合採得時のくさびなどを介して）し，下顎模型を下弓に装着する．

B 半調節性咬合器

①**フェイスボウトランスファー**により上顎模型を上弓に装着する．

②上顎模型を上弓に装着後，下顎咬合床を適合（咬合採得時のくさびなどを介して）し，下顎模型を下弓に仮装着する．下顎模型の咬合器装着はゴシックアーチ描記法による水平的顎間関係の決定後に行う．

CHECK!　下顎模型の咬合器再装着

・アペックスあるいはタッピングポイントでのチェックバイト採得

・咬合採得した顎位（ゴシックアーチ描記装置の描記針と描記板の接触している点）とアペックスが一致しない場合（左右側的に 0.5 mm 以上のずれなど）は，アペックスの位置で下顎模型を咬合器に再装着する必要がある．

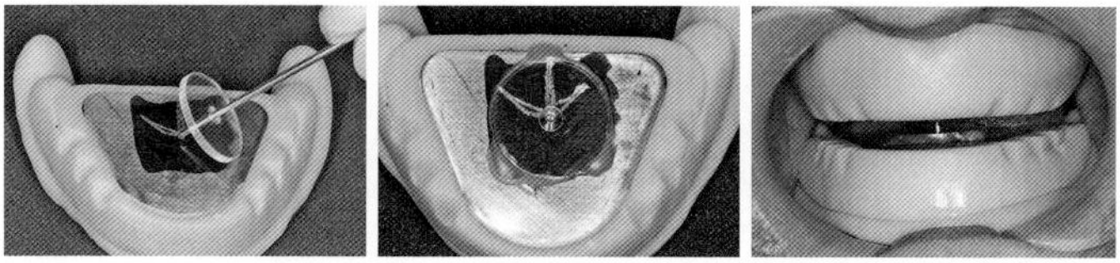

透明ディスクの穴をアペックスに一致させ固定し，アペックスの位置で咬合させる．

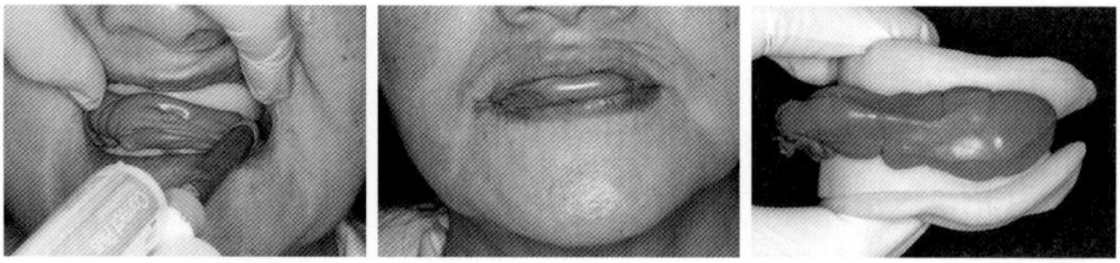

アペックスの位置でチェックバイト（石膏あるいはシリコーンのコア材料）を採得し，下顎模型を咬合器再装着する．

Ⅲ．咬合器の調節（顆路調節）

A 半調節性咬合器の顆路調節（チェックバイト法）

・半調節性咬合器ではチェックバイト法を用いて顆路を調節する．

・矢状顆路傾斜角は，前方運動時の矢状 Christensen 現象を利用して採得した前方チェックバイトにより調節する．

・平衡側の Bennett 角（側方顆路角）は，側方運動時の**平衡側**側方 Christensen 現象を利用して採得した側方チェックバイト（左右）により調節する．

1）偏心位（前方位，左右側方位）チェックバイトの記録

①ゴシックアーチ描記図を利用してチェックバイトを採得し，半調節性咬合器の顆路を調節する．

前方チェックバイト（前方位）：前方限界運動路上でアペックスから 5 mm の位置を記録する．

側方チェックバイト（左右側方位）：左右側方限界運動路上でアペックスから 5 mm の位置を記録する．

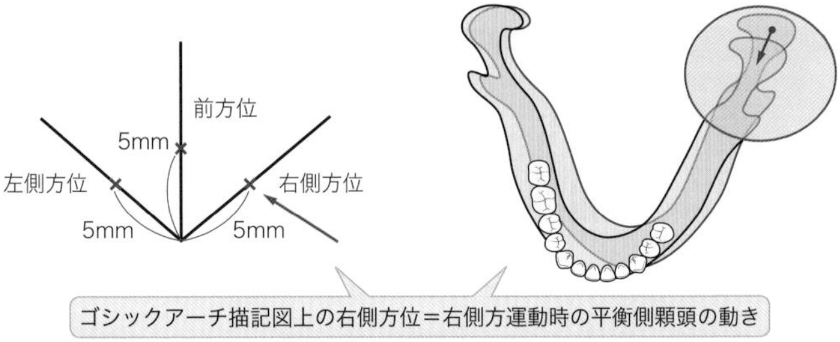

②ゴシックアーチ描記図のアペックス，前方位および左右側方位において採得したコア材料（偏心位チェックバイト）により，下顎模型の咬合器再装着（水平的顎間関係を修正する場合）と顆路調節を行う．

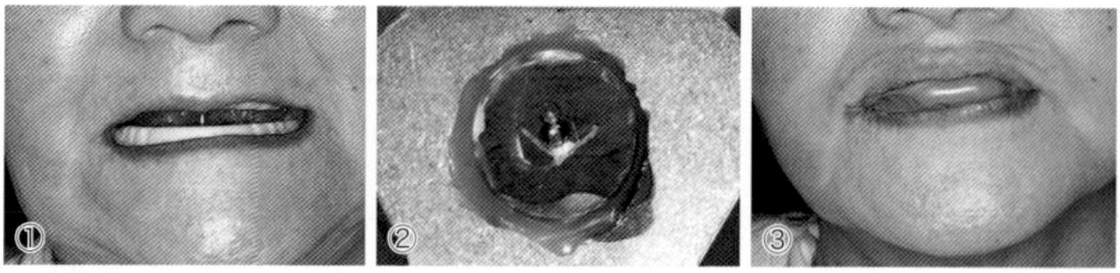

①前方位
②透明ディスクを記録点(前方位)へ位置づけ，モデルセメントで固定
③前方位でのチェックバイト採得

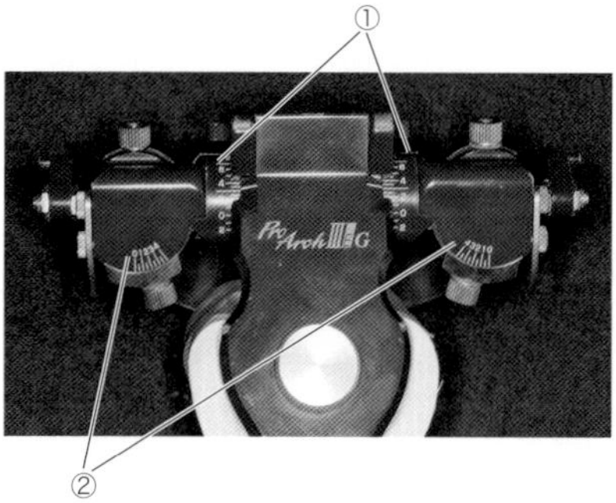

半調節性咬合器の顆路調整
①矢状前方顆路傾斜角と矢状側方顆路傾斜角の調節ネジ
②側方顆路角(Bennett 角)の調節ネジ

2）矢状顆路傾斜角の調節

顆路調節にはスプリットキャストを利用する

①ゴシックアーチ描記装置に採得した前方位チェックバイトを介在させ，上下顎作業用模型をマッチ棒とモデルセメントなどを利用して固定する．

②上弓を前方へ移動し，最もスプリットキャストの溝が一致するように矢状顆路傾斜角を調節し，固定する．

③左右の矢状顆路傾斜角を読み取り記録する．

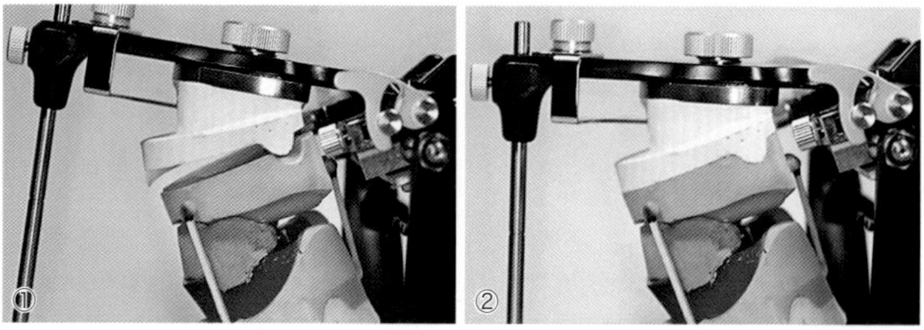

3）Bennett 角（側方顆路角）の調節

（1）側方チェックバイトを用いる方法

矢状顆路傾斜角と同様の手順で行う．

（2）Hanau（ハノー）の公式を用いる方法

Hanau の公式　$L = H/8 + 12$（L：側方顆路角，H：矢状顆路傾斜角）

CHECK!　偏心位チェックバイトで調節可能な顆路

・前方チェックバイト：左右側の矢状前方顆路傾斜角
・左側方チェックバイト：右側（平衡側）の Bennett 角（側方顆路角），右側（平衡側）の矢状側方顆路傾斜角
・右側方チェックバイト：左側（平衡側）の Bennett 角（側方顆路角），左側（平衡側）の矢状側方顆路傾斜角

B 全調節性咬合器の顆路調節

1）パントグラフ法 （→ p.80 参照）

2）チューイン法 （→ p.80 参照）

Chapter 11

人工歯の選択・排列と歯肉形成

Check Point

・人工歯の選択基準を理解する.

・人工歯の排列法を理解する.

・歯肉形成を理解する.

Ⅰ. 前歯部人工歯の選択と排列 よくでる

A 前歯部人工歯の選択

1）形態（モールドガイド）

・Williams の 3 基本形：方型（square），尖型（tapering），卵円型（ovoid）

・顔型を逆にした形態が上顎中切歯の歯冠形態に相似（顔面形態を基にしている）

・各メーカーのモールドガイドは上記 3 型に混合型（combination）が追加されている.

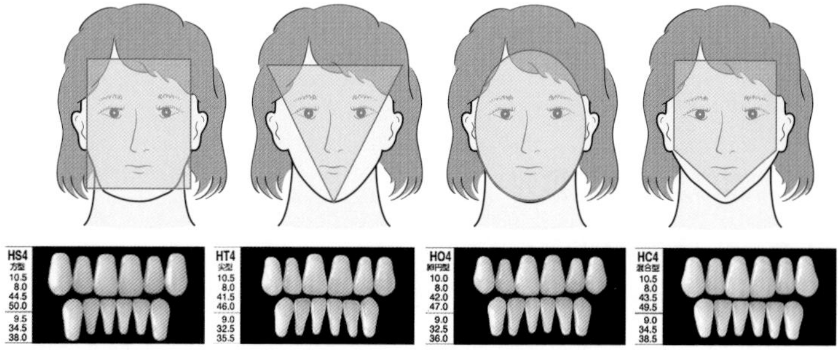

方型　尖型　卵円型　混合型

2）大きさ（上顎前歯の幅径と長径）（→ p.81 参照）

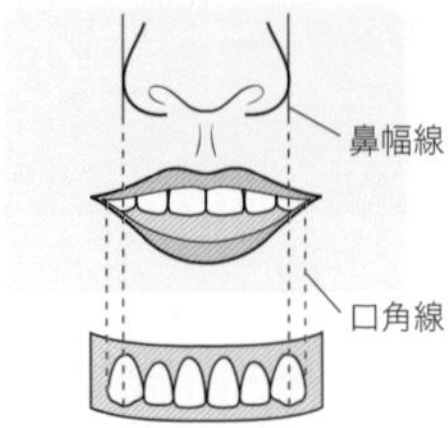

・口角線：上顎犬歯の遠心面が一致 幅径

・鼻幅線（鼻翼幅線）：上顎犬歯の尖頭が一致 幅径

・上唇線，下唇線：歯頸線の位置 長径

3）色調（シェードガイド）

・顔面の皮膚・口唇・歯肉・眼・毛髪などの色との調和を考慮する．

・中切歯を基準とした場合，側切歯はやや明るく，犬歯はやや暗くする．

CHECK! シェードガイド使用上の注意事項

・水で湿らせる．
・自然光（太陽光線）の下で測定する．
・ある程度の距離から観察する．

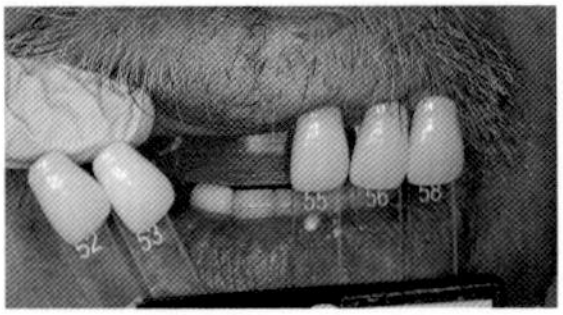

4）材質

陶歯，レジン歯，硬質レジン歯，金属歯（→ p.37 参照）

5）SPA 要素

・性別 sex（S）

・性格 personality（P）

・年齢 age（A）

B 前歯部人工歯の排列

1）標示線（基準線）に準じた排列（→ p.81 参照）

(1) 正中線：両側中切歯近心面が接触する

(2) 口角線：上顎犬歯の遠心面が一致，口角線間の距離が上顎 6 前歯の総幅径

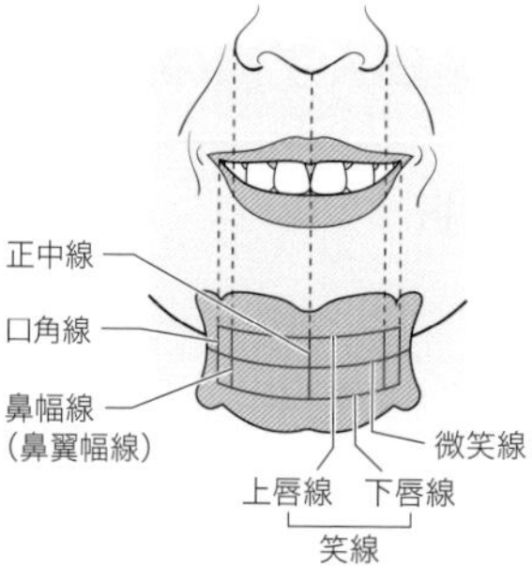

(3) **鼻幅線（鼻翼幅線）**：上顎犬歯の尖頭が一致，上顎 6 前歯の幅径選択の参考，排列位置の基準

(4) **上唇線，下唇線（笑線）**：前歯歯頸線の位置を決定（前歯の長径の参考）

2）上顎前歯唇面の位置とリップサポート

・上顎前歯部人工歯の排列は，人工歯唇側面を上顎咬合床唇面に一致させる（切歯乳頭の中央から約 10 mm 前方に中切歯唇側面を位置づける）．

・適切な位置より舌側に排列すると**リップサポート**が不足して**無歯顎様顔貌（老人様顔貌）**となり，唇側すぎると下顔面部が突出して審美性に問題が生じる．

適切なリップサポートが大切！

3）上顎前歯部の人工歯切縁の位置と彎曲

・わずかに開口した状態で上唇下縁から切縁を 1 mm 程度露出させる．

・微笑線（スマイリングライン；微笑したときの下唇の彎曲線）は，上顎前歯部人工歯切縁の彎曲位置の指標となる（→ p.81 参照）．

4）上下顎前歯部の被蓋関係（切歯路傾斜角）

・平衡咬合と関連し，義歯の維持・安定とかかわりが深い（→ p.30 参照）．

・上下顎中切歯切縁間をS発音位の最小発音間隙（1～2 mm）とする（→ p.9 参照）．

5）個性的排列（男性的，女性的）

患者の顔貌や性別，年齢，個性を考慮して個々の患者に調和した自然な外観が得られるよう排列する．

Ⅱ．臼歯部人工歯の選択と排列 よくでる

A 臼歯部人工歯の選択

1）形態

（1）解剖学的人工歯

・高い咬頭を有し，咬頭傾斜角が 30° 以上の臼歯部人工歯

・咀嚼能率は高く，天然歯に近い審美性がある．

・義歯に加わる側方力が大きいため，高度の顎堤吸収がある場合には適用は困難である．

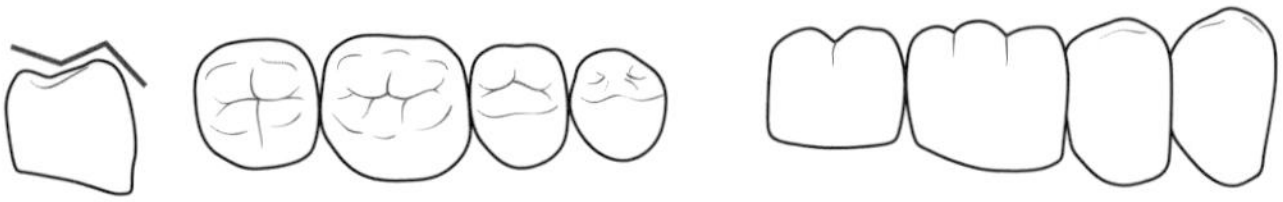

（2）機能的人工歯（準解剖学的人工歯）

・解剖学的人工歯に準じ，機能性を重視した臼歯部人工歯

・咬頭傾斜角は 20° 前後

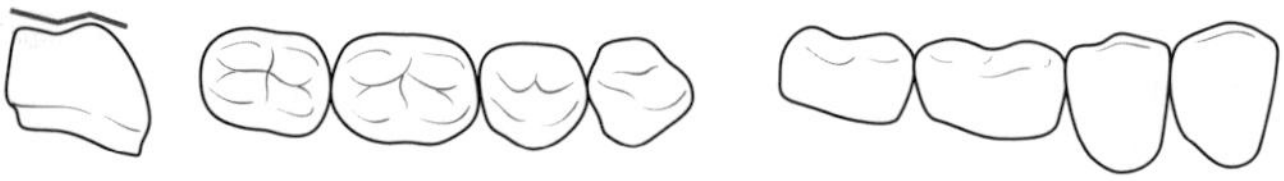

（3）非解剖学的人工歯（無咬頭人工歯，0° 臼歯）

・咬頭傾斜角が 0° で平坦な咬合面形態をした臼歯部人工歯

・遁路（スピルウェイ）と鋭い隆線（エッジ）を付与し咀嚼能率の向上をはかる．

・側方力は小さいが垂直力は大きくなる．

・バランシングランプ（→ p.28 参照）を設ける（Christensen 現象の補償→ p.29，30 参照）．

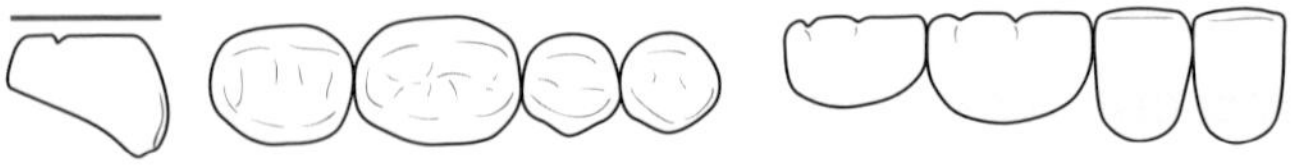

	解剖学的人工歯	機能的人工歯（準解剖学的人工歯）	非解剖学的人工歯（無咬頭人工歯，0 度臼歯）
形態 咬頭傾斜角	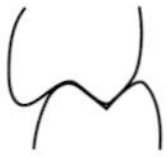 30°以上	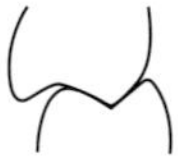 20°	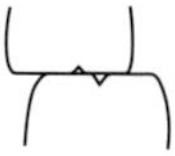 0°
咬断力	◎	○	×
咬合の安定性（咬頭嵌合位の決まりやすさ）	○	○	×
咀嚼時の安定性	××	×	○
審美性	○	○	×

(4) 人工歯形態の選択基準

・義歯の安定を最優先させる.

・顎堤の状態が良好な場合は，咬頭傾斜角の大きい臼歯部人工歯（解剖学的人工歯）を選択する. 咬合平衡や咀嚼能率向上に寄与

顎堤条件への依存度：解剖学的人工歯＞機能的人工歯＞非解剖学的人工歯

CHECK! 顎堤吸収が著しい場合の臼歯部人工歯選択

臼歯部人工歯の選択にあたっては，顎堤の吸収程度と対向関係，顎堤粘膜の負担能力などを十分に考慮する.
①咬頭傾斜角の小さい人工歯を選択（側方力を減少）
②頬舌径の小さい人工歯を選択（咬合接触面積を減少）
③リンガライズドオクルージョンを選択（側方力の減少と咀嚼能率の向上）

2) 材質

陶歯，レジン歯，硬質レジン歯，金属歯（→ p.37 参照）

CHECK! 臼歯部にレジン歯を用いたほうがよい場合

・対合歯が金属冠や天然歯
・咬合が不安定
・患者が義歯の咬合雑音に過敏
・上下顎の顎堤間距離が短い
★臼歯部人工歯にレジン歯を使用する場合には，レジン歯の咬耗による前歯部陶歯の突き上げが生じることがあるため，前歯部に陶歯を用いない.

3）大きさ

⑴ 近遠心径

第一小臼歯近心～第二大臼歯遠心までの 4 歯の総和＝犬歯遠心からレトロモラーパッドの前縁までの距離

⑵ 頬舌径

ニュートラルゾーン（→ p.98 参照），すなわち舌圧と外側の筋圧が均衡している部分に人工歯の頬舌径を合わせる．

⑶ 咬合高径（顎間距離）

・咬合高径が小さい場合：長径の小さい人工歯

・咬合高径が大きい場合：長径の大きい人工歯

B 臼歯部人工歯の排列

1）垂直的排列位置

・仮想咬合平面を基準として決定する．

・前方は犬歯の高さを基準とする．

・後方は Camper 平面，舌背の高さ，HIP 平面，レトロモラーパッドなどを基準とする．

2）近遠心的排列位置

・犬歯遠心からレトロモラーパッドの前縁（スキーゾーン手前）までの距離に合わせる．

・レトロモラーパッド前縁の顎堤が急斜面な場合は，義歯が推進現象を起こすため，この斜面（スキーゾーン）には人工歯を排列しない．急斜面手前で排列を終わらせるか，急斜面部には咬合を与えない．

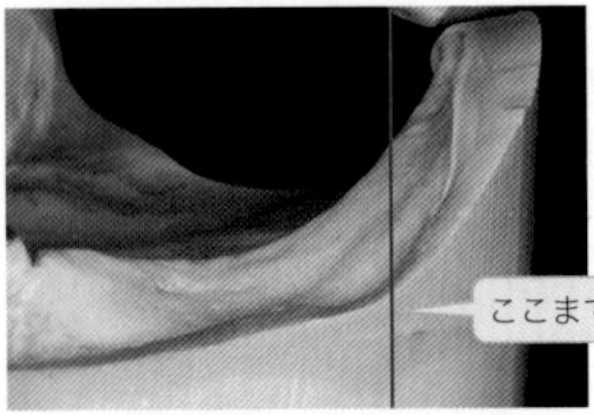

スキーゾーン

3）頬舌的排列位置

(1) 顎堤形態と上下顎顎堤の前頭面での対向関係から排列位置を決定

①歯槽頂間線法則

・歯槽頂間線が下顎第一大臼歯の頬側咬頭内斜面中央を通るように排列すると片側性咬合平衡 (→ p.104 参照) が得られる.

・ただし，無理に臼歯全体にあてはめようとすると歯列弓が狭くなり舌の運動を阻害する. ⇒第一大臼歯のみに適用し，その他の臼歯はなめらかに移行させる.

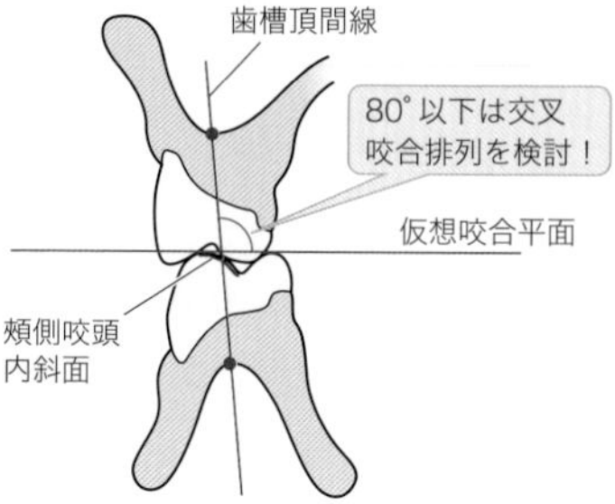

歯槽頂間線：相対する上下顎歯槽頂線を結んだ直線.

・顎堤吸収が進行し，歯槽頂を特定できない場合は適応しにくい.

・歯槽頂間線と咬合平面のなす角が 80° 以下になると下顎前突様となり，交叉咬合排列を検討する (→ p.27 参照).

②共通帯法

・上下顎顎堤の排列許容域の重なるところを排列のための共通帯とする.

・歯槽頂間線法則より頬側に排列されるため，発音など機能運動に有利である.

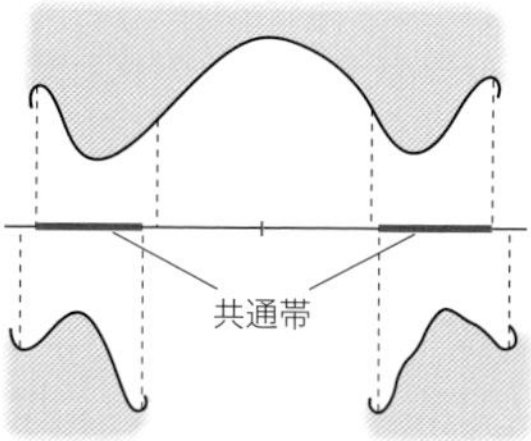

(河辺ほか，1973[18])

(2) 生理的学的安定を求めるための排列基準

天然歯とその周囲組織が口腔内で占めていた空間をそのままの形と大きさで回復する.

①デンチャースペース

天然歯の喪失によって生じた上下顎顎堤間の空間

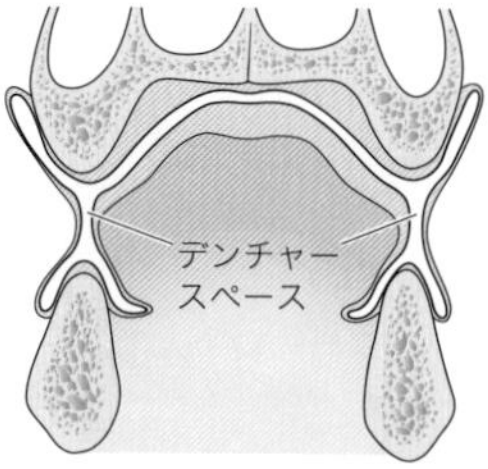

② Pound ライン

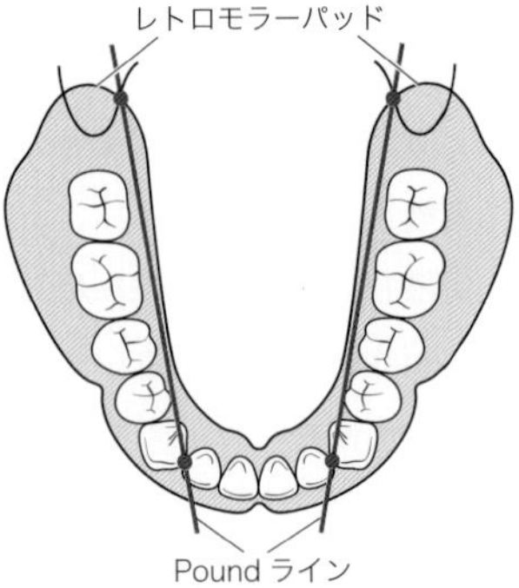

・レトロモラーパッド（→ p.36 参照）の舌側面（内側縁）と下顎犬歯近心隅角を結んだ仮想線

・下顎義歯の頬舌的臼歯部人工歯排列の指標

・Pound ラインより舌側に排列すると舌房が狭くなるため，舌の誤咬，発音困難，咀嚼困難ならびに義歯の不安定などを生じる．

③ニュートラルゾーン（筋圧中立帯）

・内側からの舌圧と外側からの筋圧が均衡している部分

・義歯の人工歯排列や歯肉形成にはニュートラルゾーンを考慮する．

4）デンチャースペースの記録法

(1) ニュートラルゾーンテクニック

上下顎基礎床＋モデリングコンパウンドと各種軟性材料を用いてニュートラルゾーンを記録する．ろう義歯試適時に義歯床研磨面にティッシュコンディショナーを盛り，最終的な機能的歯肉形成を完了する．

(2) フレンジテクニック

・キール（レジンブロック）により咬合高径を保持し，ソフトプレートワックス（操作温度 47℃）を用いて，嚥下・発語運動などを行わせデンチャースペースを記録する．

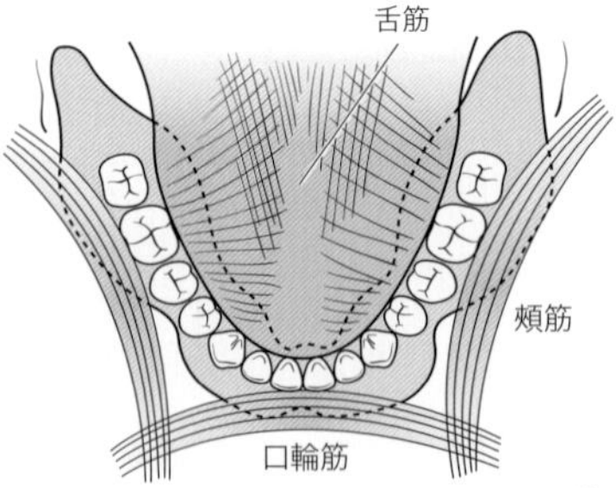

ニュートラルゾーン（Horst ほか，1970[19]）

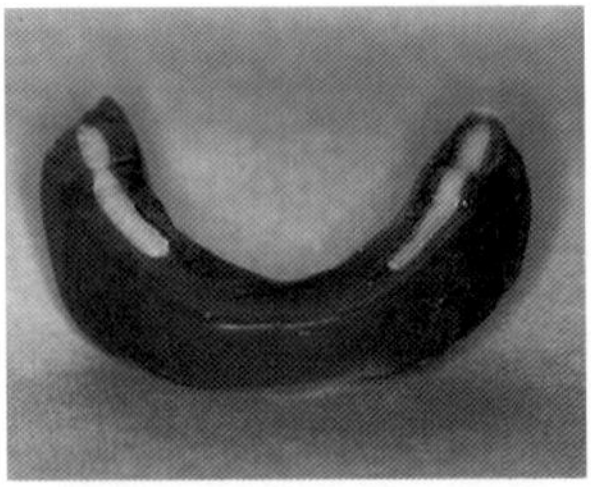
ソフトプレートワックスにより記録されたデンチャースペース
（大久保力廣先生提供）

・石膏コアに準じて人工歯排列・歯肉形成を行うことで義歯の生理学的維持を得る．

(3) ピエゾグラフィ　歯肉形成と人工歯排列位置の参考

・発音を利用するデンチャースペースの記録法

・患者固有の発語時に生じる筋圧を流動性の高い軟性材料で記録する．

・筋活動を妨げない小さな基礎床を口腔内に装着し，シリコーンゴム印象材や軟性材料をトレーに盛り上げた後，発音（SIS，SE，TE，DE，MOO など）させ，デンチャースペースを記録する．

・発音，嚥下，咀嚼機能を阻害することなく口唇，頰，舌による筋圧維持を得ることができる．

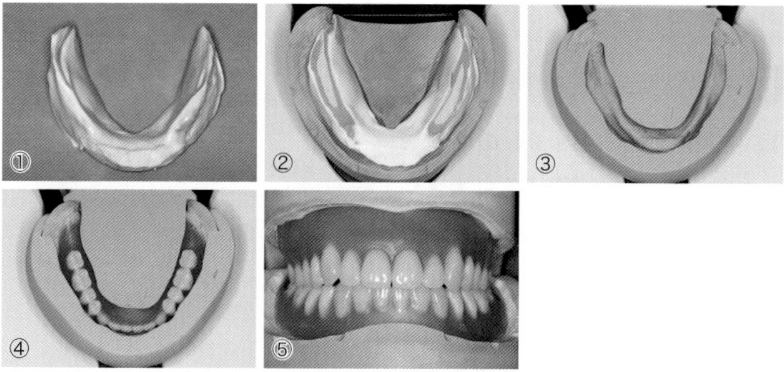

ピエゾグラフィー(大久保力廣先生提供)
①下顎人工歯を排列するデンチャースペースと筋圧面形態が採得された．
②採得されたデンチャースペース(ピエゾグラフィックスペース)
③シリコーンコア
④デンチャースペース内に排列された下顎人工歯
⑤完成した上下顎ろう義歯

C 全部床義歯に与える咬合様式と排列

1) 両側性平衡咬合

(1) フルバランストオクルージョン (→ p.26 参照)

(2) リンガライズドオクルージョン (→ p.27 参照)

(3) 交叉咬合排列 (→ p.27 参照)

(4) 無咬頭歯の両側性平衡咬合 (→ p.28 参照)

①調節彎曲の付与

②バランシングランプ法

2) 片側性平衡咬合

(1) リンガライズドオクルージョン (Pound 法) (→ p.28 参照)

(2) モノプレーンオクルージョン (Hardy 法) (→ p.29 参照)

CHECK! 平衡咬合 ＜咬合平衡と間違えないように！

・咬頭嵌合位と偏心位において，力学的に安定した状態
・片側性平衡咬合と両側性平衡咬合がある.

D 症例別の人工歯排列 ＜特殊な排列

1) 上顎前突 (Class II) の場合

・垂直被蓋，水平被蓋ともに**大きく**する.

・下顎前歯のモールドは**小さく**する.

2) 下顎前突 (Class III) の場合

・垂直被蓋，水平被蓋ともに**小さく**する.

・下顎前歯のモールドは**大きく**する.

3) 著しい下顎顎堤吸収が認められる場合

・咬頭傾斜角の小さい人工歯を選択する.

・頬舌径の小さい人工歯を選択する.

・両側性平衡咬合やリンガライズドオクルージョンの咬合様式とする.

・交叉咬合排列を検討する場合もある.

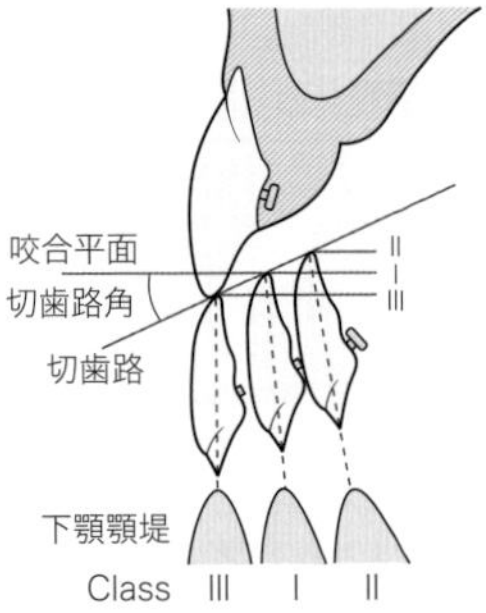

骨格による被蓋の違い
Class Ⅰ：標準
Class Ⅱ：上顎前突
Class Ⅲ：下顎前突

Ⅲ．歯肉形成

ろう義歯の義歯床研磨面をワックスで形成し，所要の形態に仕上げる作業である．

A 目的

①審美的形態の付与
②義歯の維持・安定
③口腔前庭への食片の侵入防止
④発音機能との調和

B 歯肉形成の実際

1）義歯床縁部の形成

・コルベン状形態とする
・上顎口蓋後縁は異物感を少なくするため，軟口蓋に向かって移行的に薄くなるように形成する．

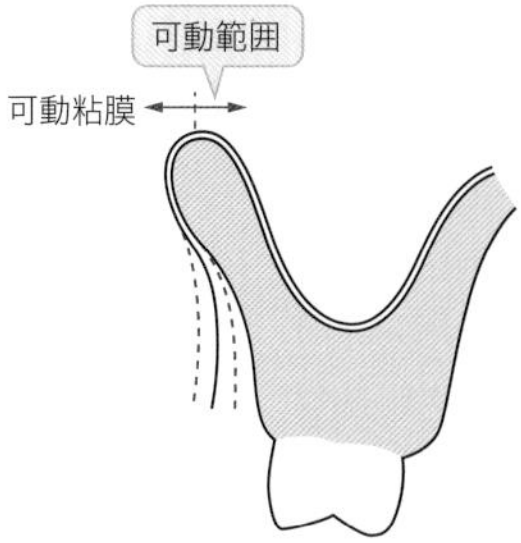

床縁形態(コルベン状)

コルベン状形態：Kolben（独）は棍棒のこと．丸く厚みのある形態．

2）唇・頬側面の形成

維持に関与！

・唇側は審美性とリップサポート（モダイオラス）に配慮する．
・頬側は清掃性を重視する．

3）舌側面の形成

舌房と義歯の安定に配慮して凹面状とする．

4）口蓋部の形成

・発音を阻害しないように配慮する．
・前歯部人工歯の口蓋側歯頸部から，わずかにステップをつくり**S字状隆起**を形成する．

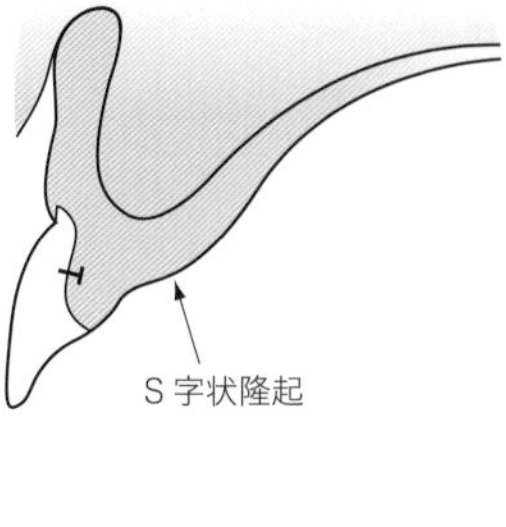

5) 口蓋ヒダの形成

・舌の位置確認を容易にし，発音機能と咀嚼機能を補助することから，口蓋に付与する場合がある．

・清掃性に配慮して付与されないことも多い．

CHECK! モダイオラス

・口角の遠心部に口輪筋などの表情筋が集まって形成される結節
・人工歯排列位置や義歯床研磨面形態に影響する．

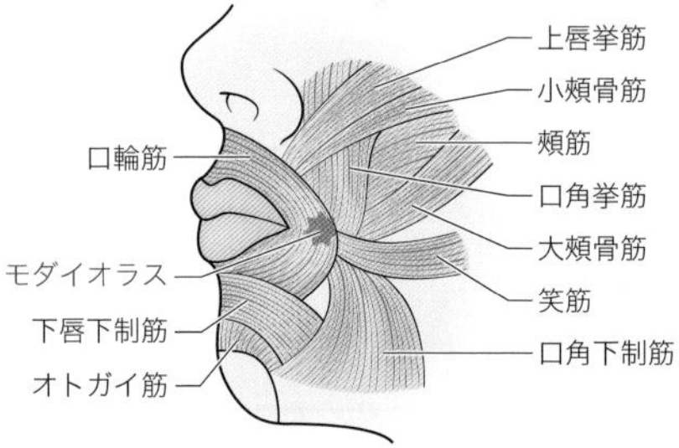

Chapter 12

ろう義歯の試適

Check Point

・ろう義歯試適時の検査項目を理解する.

Ⅰ. ろう義歯試適の検査項目

A 審美性

・前歯部人工歯選択の適正性（大きさ・形態・色調）

・口唇・頬の豊隆程度（リップサポート）

・前歯部人工歯排列（正中の一致）

・前歯の被蓋関係

・笑線（スマイルライン）：歯頸線の位置（→ p.81 参照）

・微笑線（スマイリングライン）：上顎前歯の切縁の位置と一致（→ p.81 参照）

・エステティックライン（エステティックプレーン）：鼻尖とオトガイを結んだ線. 上下口唇の突出度やリップサポート回復の評価に用いる.

B 咬合関係（咬合採得, 人工歯排列の確認）

・咬合平面（瞳孔線との平行性, レトロモラーパッドの位置などから確認）

・咬合高径（安静空隙量 2〜3 mm）

・垂直的顎間関係

・水平的顎間関係

・咬合接触（咬頭嵌合位） 側方咬合位は確認できない！

・**転覆試験**：咬頭嵌合位で咬合させ，上下顎歯列間にスパチュラなどを挿入し，ろう義歯の安定性を確認する．

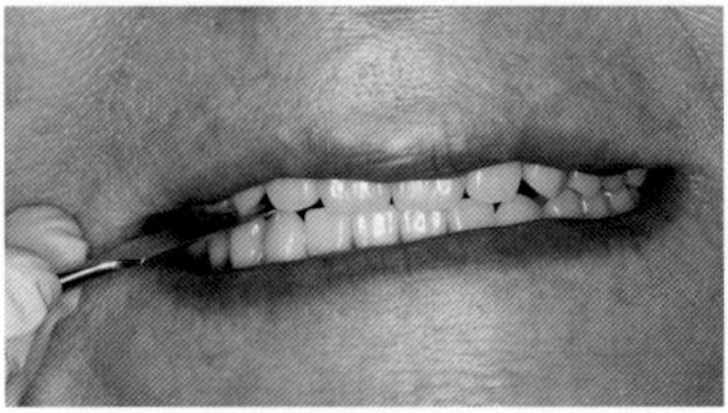

転覆試験

C 義歯床形態

・義歯床外形
・義歯床翼（研磨面）の表面形態（歯肉形成）

D 人工歯の排列位置

・舌房の広さ
・舌側縁と下顎人工歯の位置関係
・片側性咬合平衡の確認

左右第一大臼歯を交互に押して反対側の浮き上がりをチェック

片側性咬合平衡：作業側に食塊が存在しても義歯が回転や脱離を起こさず，安定している状態．

E 発音機能（パラトグラム）

・舌と硬口蓋との接触を示す図（口蓋図）
・口蓋面に薄くワセリンを塗布し，アルジネート印象材の粉末を散布したろう義歯を装着して発音させ，舌が口蓋や歯列にどの程度接触するかを標準的パラトグラムと比較して検査する．
・必要に応じて人工歯排列位置や口蓋部歯肉形態の修正を行う．

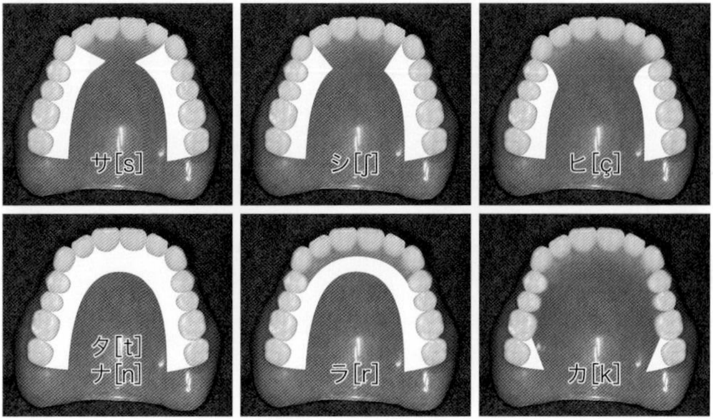

標準的パラトグラム

1）パラトグラムに適した時期

・使用中の義歯の検査時

・ろう義歯試適時

・新義歯装着1か月後（慣れてから）

2）検査できる音と検査できない音

口蓋部に舌が接触する音しか検査できない

検査できる音	検査できない音
・歯音　（サ[s]） ・歯茎音（シ[ʃ]・タ[t]・ナ[n]・ラ[r]） ・硬口蓋音（ヒ[ç]） ・軟口蓋音（カ[k]）：構音の過程で軟口蓋が舌と咽頭後壁に接触	・両唇音（マ[m]・パ[p]） ・唇歯音（フ[f]・ヴ[v]） ・咽喉音（ハ[h]）

CHECK!　ろう義歯試適時に評価できない項目

①義歯床粘膜面の適合性
②（最大）咬合力
③咬合音
④咀嚼機能
⑤咬合時の義歯の沈下量
⑥側方咬合位での接触
⑦顎堤粘膜の被圧縮性
⑧（最大）開口量
⑨維持力
⑩疼痛の有無

Tench のコア法では，必ずろう義歯試適後にコアを採得する！

Chapter 13

埋没・重合・研磨

Check Point

- 加熱重合法を理解する.
- 常温重合法（流し込み法）を理解する.
- マイクロ波重合法を理解する.
- 研磨の方法を理解する.

Ⅰ．加熱重合法

A 埋没

ろう義歯のワックス部分を義歯床用レジンに置き換えるために，ろう義歯を作業用模型ごとフラスク内に石膏で埋没する.

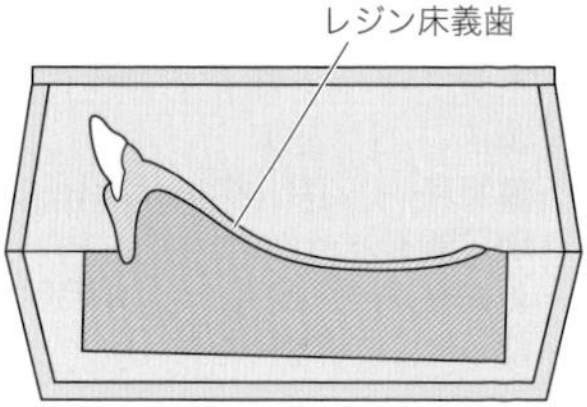

1）アメリカ式埋没法

- 作業用模型をフラスクの下部に埋没し，人工歯をフラスク上部に埋没する方法
- 全部床義歯では**レジン床義歯**に用いられる.

利点：流ろう，分離剤の塗布，レジン塡入が容易である. （十分な加圧が可能）

欠点：加圧が不十分の場合，咬合高径が高くなる.

手順

①上顎ろう義歯をフラスク下部への埋没し，石膏分離剤を塗布する.

②一次埋没：軟らかく練和した硬質石膏泥を気泡が入らないようにろう義歯表面と人工歯に塗りつける.

③二次埋没：フラスク上部の上縁から徐々に石膏泥（普通石膏）を注入し，上縁よりやや盛り上がるまで満たして蓋を閉める．

④フラスクプレスにより固定する．

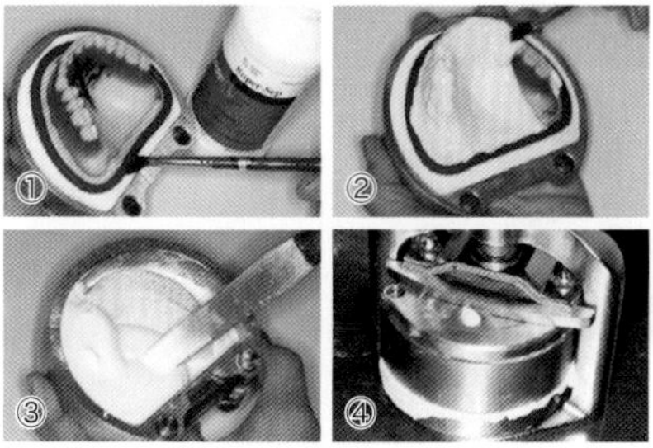

加熱重合レジンのアメリカ式による埋没

2）フランス式埋没法

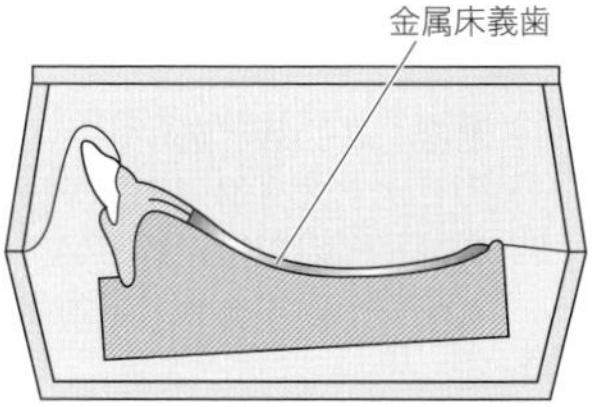

・作業用模型，人工歯，口蓋床などをすべてフラスク下部に埋没する方法

・全部床義歯では**金属床義歯**に用いられる．

利点　：重合後に咬合関係が変化しにくい．

欠点　：流ろう，レジン填入操作が煩雑である．

B 流ろう・填入・重合

①**流ろう**：流ろう槽上で熱湯を注いでワックスを除去する．

②レジン分離剤（アルジネート水溶液）の塗布

③レジン填入前準備：レジン混和器でモノマーとポリマーを混和し，レジンが餅状（可塑性）になるまで室温で放置する．

④レジン填入：餅状レジンをフラスクに填入する．

⑤油圧プレス機で段階的に加圧（30 kgf/cm^2 程度）後，フラスクプレスに固定する．

⑥重合：重合槽にフラスクを入れ加熱重合する．

・加熱重合時間：70℃，60 分加熱後，100℃，30 分加熱する．

・低温長時間重合：70℃，24 時間（75℃，8 時間）加熱する．

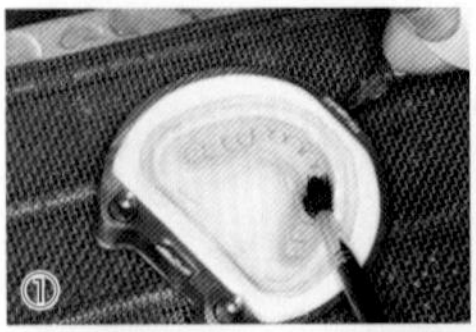

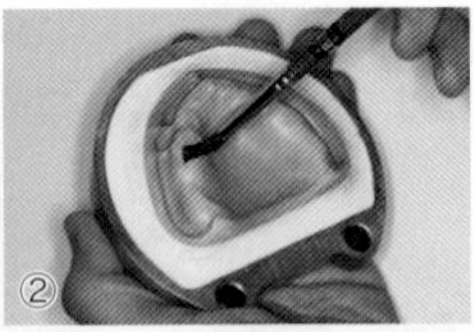

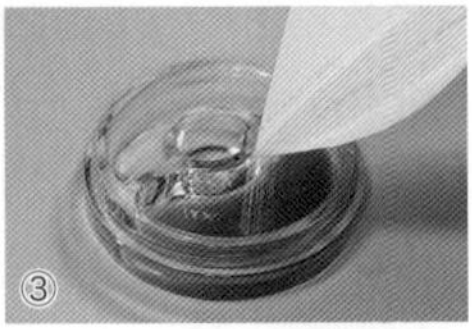

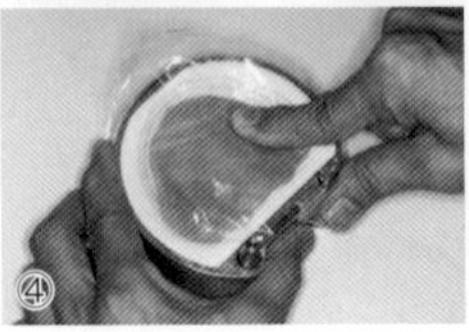

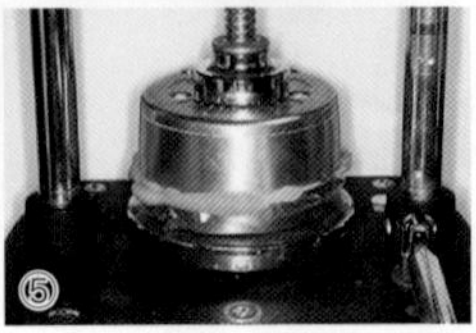

CHECK!　混和したレジンが餅状になる時間に関与する因子

・温度：高いほど短い
・P/L 比：大きい（モノマーが少ない）ほど短い
・ポリマーの粒度：小さい（粉の粒が小さい）ほど短い
・ポリマーの分子量（重合度）：小さいほど短い

CHECK!　加熱重合レジンにおける内部気泡の発生原因とその対策

原　因		防止対策
モノマーの沸騰	急加熱による重合	徐々に加熱（100.3℃で沸騰）
重合収縮	餅状レジンの不均一 モノマーの過多	餅状レジンへの水分混入に注意
		適正な粉液比
		ポリマーの重合度，粒度を均一にする
フラスクの加圧不足	餅状前での填入 ゴム状での填入	加圧を十分に行う
		餅状での填入
		適正な試圧，填入
空気の混入	粉液混和の不適正	軽く振動させながら液に粉を加える
	糸引き状での填入	餅状レジンの一塊填入

Ⅱ．常温重合法（流し込み法）

A 前準備と埋没

前準備として，ろう義歯の床縁部後方にスプルー（ワックス）を移行的に植立する．その後，ろう義歯の埋没を石膏，寒天，シリコーンゴム印象材などで行う．

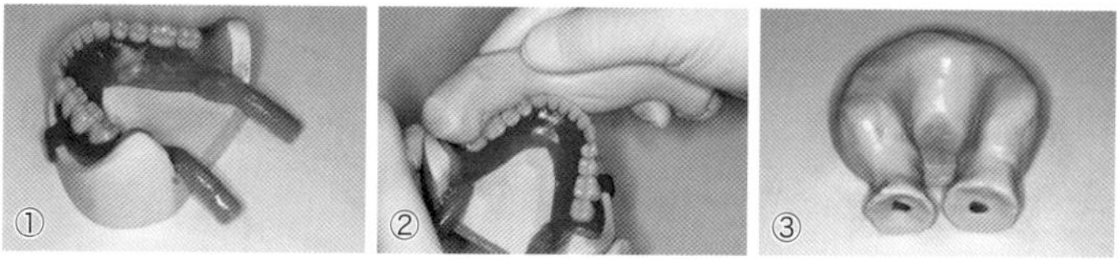

常温重合レジンのシリコーンゴム印象材による埋没
①スプルーの植立
②シリコーンゴム印象材による埋没
③埋没の完了

B 流ろう・塡入・重合

①流ろう

②レジン分離剤の塗布（人工歯に付着しないように注意）

③レジン塡入前準備：人工歯をシリコーンコア内に瞬間接着剤を用いて固定する．

④レジン流し込み：注入口からレジン泥を流し込む．

⑤重合：レジン泥が耳たぶ様の硬さになったら，加圧釜に入れて重合する．

・加圧条件の例：2 気圧 55 ℃ 30 分

Ⅲ．マイクロ波重合法

・マイクロ波重合レジンによる方法は，専用の床用レジンとマイクロ波重合専用フラスクを使用し，電子レンジ中で，500 W で 3 分間重合する．
・非常に短時間で重合が完了することが利点である．

手順

①マイクロ波重合用フラスクに埋没した上下顎ろう義歯（下部埋没）
②流ろう後の上顎フラスク
③専用のフラスクガードを介在させ，通法に従い塡入を行う．
④電子レンジ中で，500 W で 3 分間重合する．

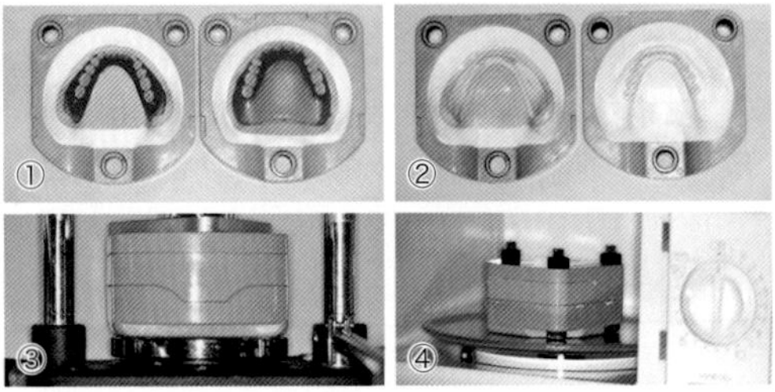

各種重合法の特徴（高橋，無歯顎補綴治療学，第 3 版，2016[1]）

	加熱重合法	常温重合法（流し込み法）	マイクロ波重合法
重合度	◎	○	◎
機械的性質	◎	○	◎
適合性	○	◎	○
耐変色性	◎	○	◎
操作性	○	◎	○

Ⅳ．掘り出し

重合義歯を掘り出す際には，義歯および作業用模型を破損しないように注意する．（破損してしまった場合の対応→ p.112 参照）．

V. 研 磨

回転器具やサンドペーパーなどを用いた機械研磨により，義歯表面を滑沢に仕上げ，審美性，装着感の向上および食物残渣の停滞，デンチャープラークの堆積を防ぐ．

A 研磨器具

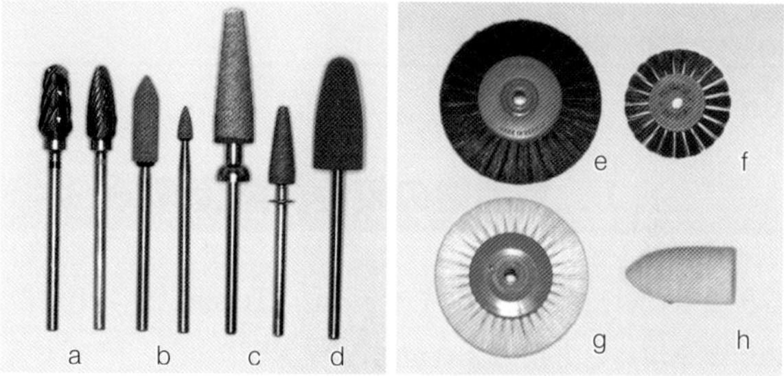

a：カーバイドバー，b：カーボランダムポイント，c：サンドペーパーコーン，d：ビッグシリコーンポイント，e：研磨ブラシ（硬毛・大），f：研磨ブラシ（硬毛・小），g：研磨ブラシ（軟毛），h：フェルトコーン

B 研磨手順

①形態修正（a，b）
②荒研磨（エンジンによる研磨）（c，d）
③中研磨（磨き砂によるレーズ研磨）（e, f）
④仕上げ研磨（酸化亜鉛などによるレーズ研磨）（g，h）

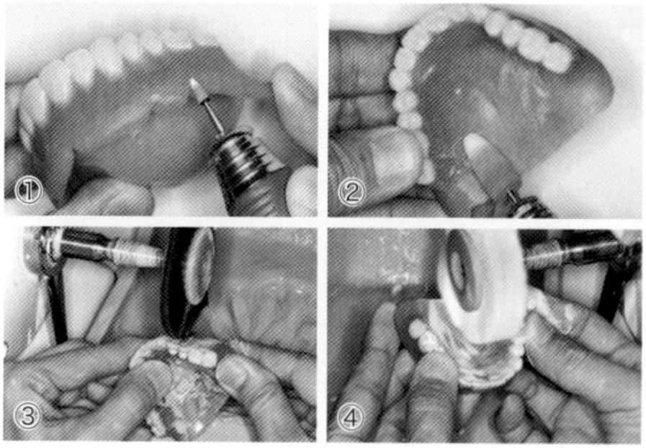

Chapter 14
重合後の咬合器再装着と削合

Check Point

・咬合器再装着の方法を理解する.
・削合の方法を理解する.

Ⅰ. 重合後の咬合器再装着 よくでる

咬合器再装着には, スプリットキャスト法, Tench（テンチ）のコア法, フェイスボウを用いる方法の 3 つがある.

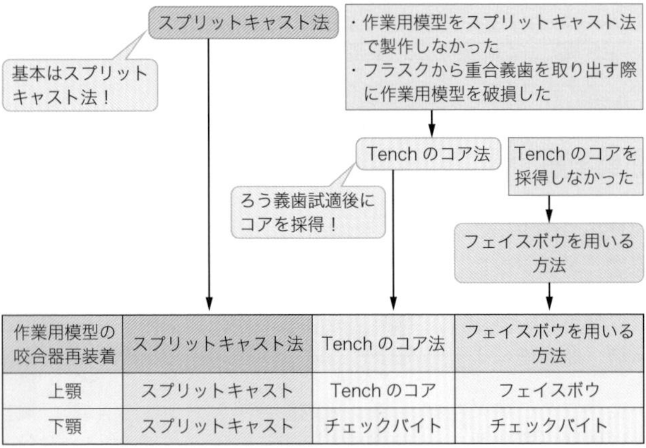

作業用模型の咬合器再装着	スプリットキャスト法	Tench のコア法	フェイスボウを用いる方法
上顎	スプリットキャスト	Tench のコア	フェイスボウ
下顎	スプリットキャスト	チェックバイト	チェックバイト

A 目的

①義歯の製作過程（技工操作）で生じる咬合の誤差を修正する.
②咬合採得の誤りを修正する.

CHECK!　義歯製作過程（技工操作）で生じる咬合の誤差の原因

①歯肉形成，埋没，流ろう操作で生じる人工歯の移動
②塡入操作で生じるフラスク間のバリによる咬合高径の挙上
③レジンの重合収縮による変化

B スプリットキャスト法

上下顎模型の再装着

①咬合器上弓・下弓の模型維持部に付着した石膏の凸部と作業用模型基底面の凹部（スプリット）を勘合させることにより，咬合器に再装着する．

②半調節性咬合器の顆路調節：偏心位チェックバイトを介在させた①の状態において顆路調節を行う．

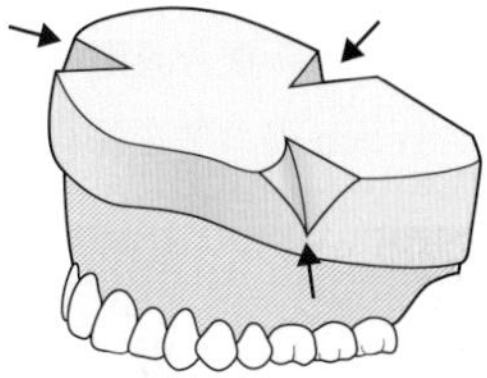

スプリットキャスト

上顎模型の再装着後，下顎模型はチェックバイトを介して再装着

C Tench のコア法（Tench の歯型法）

①**ろう義歯試適後**，咬合器上で石膏にて上顎歯列を採得し，上顎の位置情報を保存する（Tench のコアを採得する）．

②掘り出し後，形態修正と研磨の完了した上下顎義歯を口腔内に試適し，チェックバイトを採得する．

③チェックバイトを介して下顎義歯を咬合器に装着する．

スプリットキャスト法で作業用模型を製作しなかった場合や，フラスクから重合義歯を取り出す際に作業用模型を壊してしまった場合に用いられる．

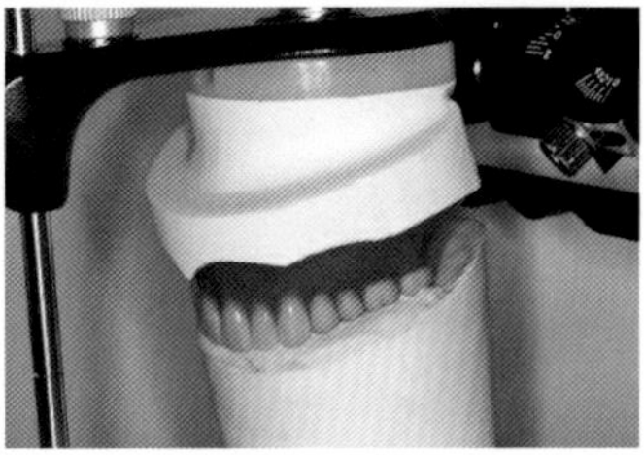

Tench のコア

D フェイスボウを用いる方法

上顎模型の再装着後，下顎模型はチェックバイトを介して装着

①掘り出し後，形態修正と研磨の完了した上顎義歯を口腔内に試適し，フェイスボウを記録する．あわせてチェックバイトを採得する．

②フェイスボウトランスファーにより上顎模型を再装着し，チェックバイトを介して下顎義歯を咬合器に装着する．

スプリットキャスト法で作業用模型を製作しなかった場合や，フラスクから重合義歯を取り出す際に作業用模型を壊してしまった場合，Tench のコアを採得していない場合に用いられる．

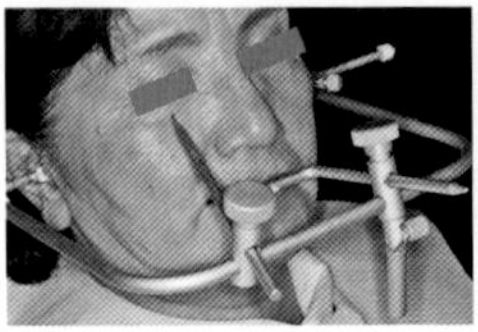

フェイスボウ記録

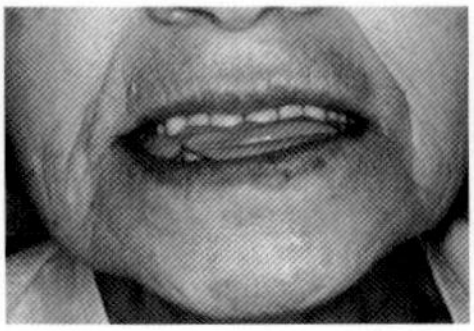

シリコーンバイト材によるチェックバイト採得

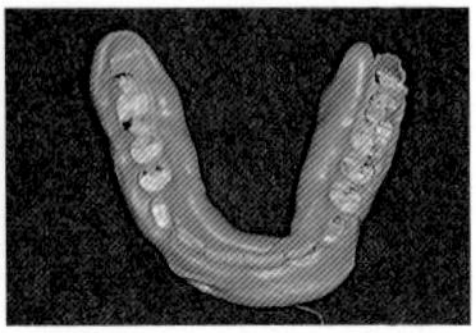

採得されたチェックバイト

CHECK! 咬合器再装着法のまとめ

スプリットキャスト法による場合

診療室	技工室
義歯の装着，調整 術後管理	咬合器再装着 削合

Tench のコア法による場合

診療室	技工室
	研磨
義歯の試適 チェックバイト	
	咬合器再装着 削合
義歯の装着，調整 術後管理	

フェイスボウを用いる場合

診療室	技工室
	研磨
義歯の試適 フェイスボウ記録 チェックバイト	
	咬合器再装着 削合
義歯の装着，調整 術後管理	

Ⅱ. 削　合

重合後の義歯を咬合器に再装着し，人工歯を削合して，重合収縮などによる咬合の狂いを修正する．削合には選択削合と自動削合があり，**選択削合後に自動削合**を行う．

A 削合の原則

①機能咬頭の接触を保存し，小窩裂溝，辺縁隆線および斜面の接触部位のみ削合する．

②自動削合を行うためインサイザルピンを 0.2 mm **下げて**固定する．

③削合は**咬合小面**を考慮して行う．

④偏心咬合位の調整では，咬頭嵌合位における咬合高径を減少させないよう注意する．

B 咬合小面

・**フルバランストオクルージョン**（→ p.26 参照）を付与する目的で，人工歯の咬合面に形成する，各種滑走運動に調和した斜面

・Gysi（1929）が軸学説を基に提唱（咬合小面学説）

①前方咬合小面：前方運動時と作業側の側方滑走運動時に接触滑走する面

②後方咬合小面：後方運動時と作業側の側方滑走運動時に接触滑走する面

③平衡咬合小面：平衡側の側方運動時に接触滑走する面

1）部位による咬合小面形成の違い

・機能咬頭では前方咬合小面，後方咬合小面，平衡咬合小面が形成される．

・非機能咬頭では前方咬合小面と後方咬合小面が形成される．

・切歯では前方咬合小面のみ形成される．

・犬歯では前方咬合小面と後方咬合小面が形成される．

2）各種滑走運動時の咬合小面

①前方運動時：上下顎歯の前方咬合小面が接触滑走

②側方運動時の作業側：上下顎歯の前方咬合小面，後方咬合小面が接触滑走

③側方運動時の平衡側：上下顎歯の平衡咬合小面（機能咬頭内斜面）が接触滑走

④後方運動時：上下顎歯の後方咬合小面が接触滑走

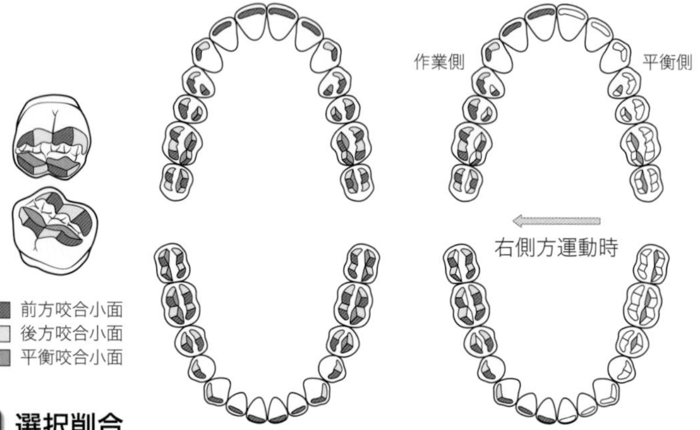

C 選択削合

咬合紙とマイクロモーターで部分的に咬合面を削合する．

1）咬頭嵌合位の早期接触

咬頭嵌合位で機能咬頭と中心小窩が早期接触している場合，偏心咬合位での接触状態を確認してどちらを削合するか判断する．

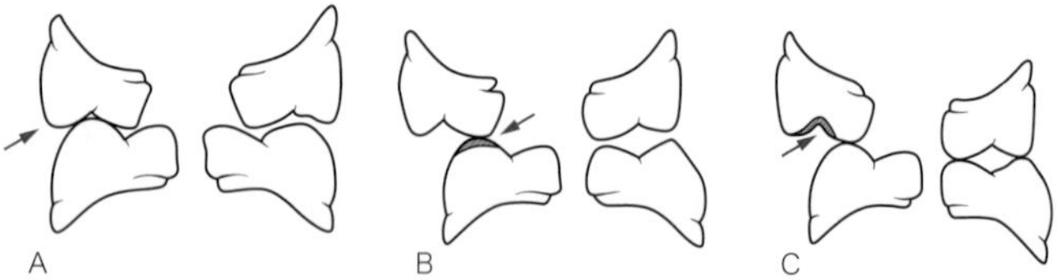

A：咬頭嵌合位で左側の下顎機能咬頭と上顎中心小窩が早期接触している場合
⇒偏心咬合位での接触状態を確認してどちらを削合するか判断
B：偏心咬合位（右側方運動時の作業側）で咬頭が離開⇒下顎機能咬頭を削合
C：偏心咬合位（右側方運動時の作業側）で正常な接触⇒上顎中心窩を削合

2）偏心咬合位の咬頭干渉

（1）側方運動時

・ **作業側** ：機能咬頭を保存➡ **BULL の法則**

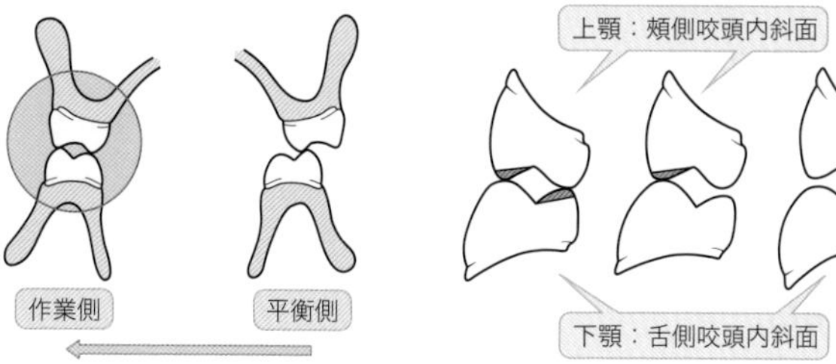

・ **平衡側** ：機能咬頭同士が接触している場合

➡下顎の機能咬頭内斜面を削合

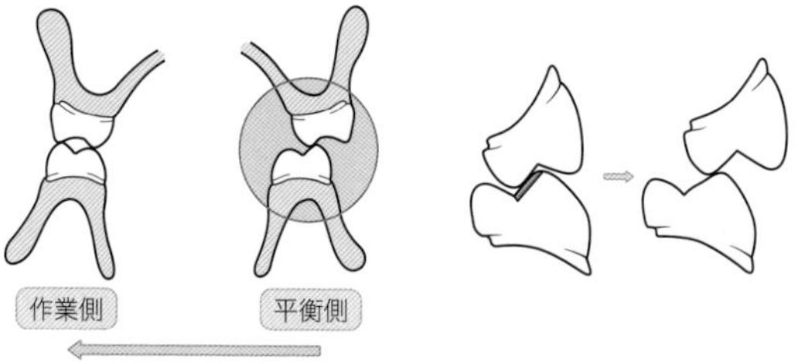

CHECK! BULL の法則

・側方運動時の咬頭干渉を除去する際の法則
・上顎臼歯：頬側咬頭内斜面（Buccal of the Upper）を削合
・下顎臼歯：舌側咬頭内斜面（Lingual of the Lower）を削合
・上下顎とも機能咬頭は削合しない.

(2) 前方運動時

主に下顎前歯切縁を削合（上顎前歯舌側面，臼歯非機能咬頭の前方咬合小面を削合することもある）

> 選択削合が終了した咬合器上では，偏心咬合位（前方咬合位，側方咬合位）において作業側と平衡側のいずれでも咬合接触が得られ，平衡咬合が成立（フルバランストオクルージョン）する．

D 自動削合

・選択削合後，なめらかな咬合小面とするために行う．（咬頭傾斜角は小さくなる）

・咬合器上で上下顎人工歯間にカーボランダムグリセリン泥を介在させ，咬合器を前後左右に偏心運動させることにより人工歯咬合面全体を同時に削合する．

・自動削合後，必要に応じて遁路（スピルウェイ）の形成を行う．

⇒咀嚼効率の向上，粘膜の負担軽減

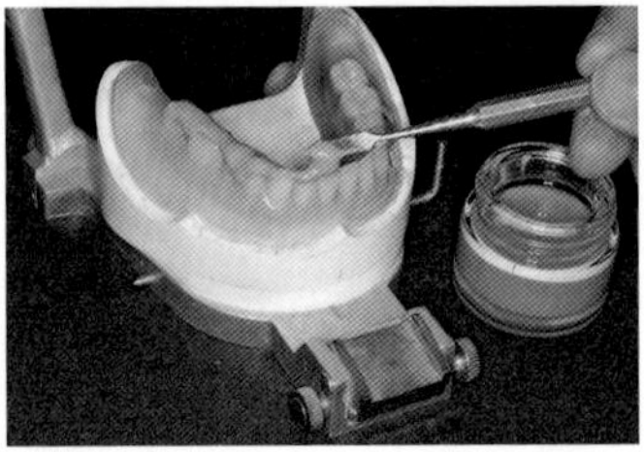

カーボランダムグリセリン泥を盛る．

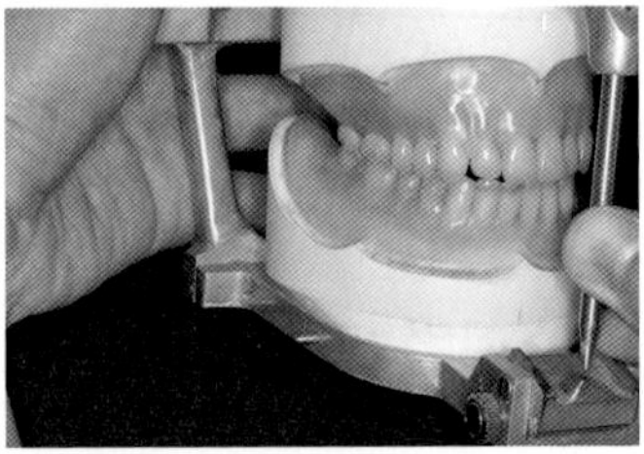

咬合器を前後左右に偏心運動させる．

コラム：CAD/CAM デンチャー
—無歯顎治療におけるデジタル化の意義—

①データの保管⇒遠隔歯科診療，震災時の対応が可能

②データの再利用⇒いつでも義歯が提供できる

③診療回数の減少

④臨床および技工サイドの省力化

⑤義歯の質の均質化

⑥安定した補綴治療の供給

⑦材料や歯科医療廃棄物の削減

⑧新しい材料の適用　など

Chapter 15

義歯の装着と患者指導

Check Point

・義歯装着時の調整と患者指導を理解する.

I. 義歯装着時の調整

はじめにアンダーカット部，義歯床縁，義歯床研磨面の検査・調整を行う.

A アンダーカット部 上顎結節頬側，舌側後方部および残根歯槽部

①義歯内面に適合試験材〔プレッシャー・インディケイティング・ペースト（PIP）：白色のシリコーンゴムやクリームタイプの材料〕を薄く塗布する.

②口腔内に挿入し，軽い手指圧をかける.

③口腔内から取り出し，シリコーンゴム印象材の抜けている（薄い）部分や，PIP が擦れて刷毛目の剝げた部位の削合調整を行う.

➡義歯挿入時の接触部位は PIP で検出する.

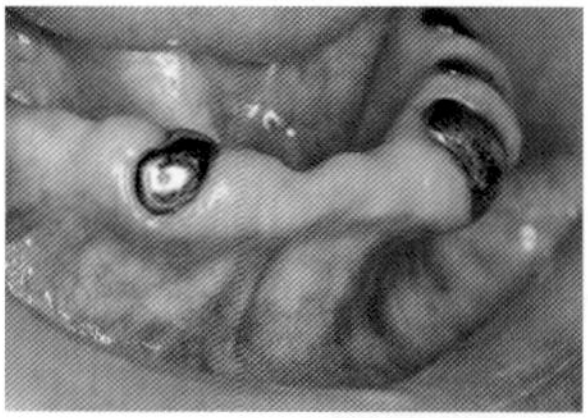

アンダーカット部

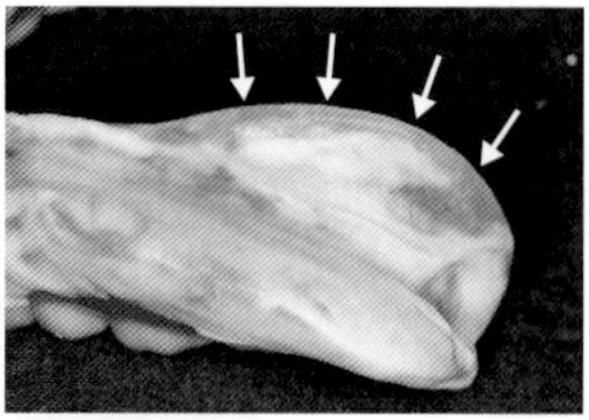

削合調整部位（シリコーンゴム印象材）

B 義歯床縁と義歯床研磨面

①適合試験材（シリコーンゴム印象材）を義歯床縁のみに塗布する.

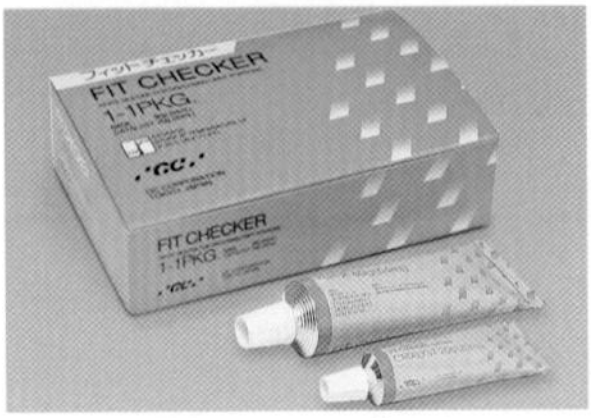

フィットチェッカー®（ジーシー；販売中止）

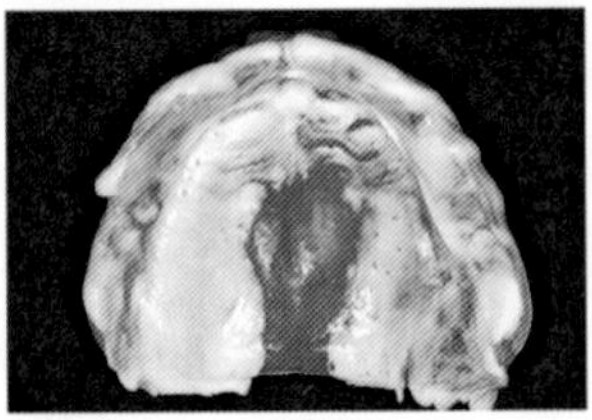

②適合試験材を塗付した義歯を口腔内に挿入後，筋圧形成を行い義歯床縁の長さと厚みを評価する.

③過長・過厚部位を削除・調整する.

・**過長が生じやすい部位**：上顎結節から翼突下顎ヒダ，咬筋切痕部から頬棚，舌側後方部

・**過厚が生じやすい部位**：上顎前歯唇側部，上顎結節頬側部，舌側後方部

C 粘膜加圧部

(1) 手指圧による方法

咬合させずに，まずは左右臼歯部に対して均等に加圧し，咬合要因のない条件下で痛みが生じないか検査・調整する.

(2) ロールワッテによる方法

・左右臼歯部にロールワッテを介在させ少し強めに咬ませる.

・手指圧による圧接よりも大きなストレスを負荷できる.

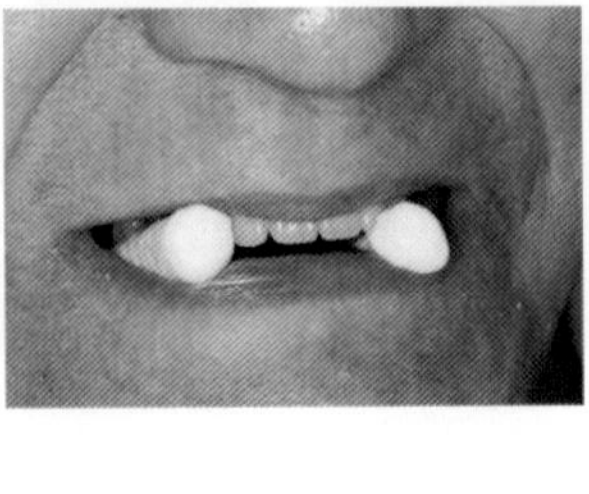

D 咬合検査と調整

手指圧による調整後，①タッピング運動時，②偏心運動時の順で咬合検査・調整を行う．

1）タッピング運動時の咬合調整 （→ p.116 参照）

・タッピング運動は，手指を上顎義歯に当て，義歯の動揺を検知しながら行わせる．
・まずは，ゆっくり閉口させ顎位のずれや早期接触を検知する．
・次に，通常速度のタッピング運動で咬合調整を行う．

2）偏心運動時の咬合調整 （→ p.117 参照）

・偏心運動時では，義歯の回転や振動と，咬合紙による印記から咬合干渉部位を推測する．
・**咬合紙**：約 30 μm 厚の咬合紙により，咬合接触状態を観察する．
・**ストリップス**：ストリップスを咬ませて引き抜き試験を行い，咬合接触状態を観察する．
・手指の感覚により咬合接触状態を検査する．
・人工歯の材質により咬合紙の印記が不十分な場合は，オクルーザルインディケーターワックスを併用する．

E 咬合時の適合性の評価

・最後に咬合時における適合性を評価する．
・ロールワッテの小片などを食物に見立て（擬似咀嚼），各部で咀嚼させ調整する．

Ⅱ．義歯装着時の患者指導

A 義歯への慣れに関する指導

特に発音は慣れが必要

義歯に慣れるには（数日から）通常 1 か月程度必要なことを説明する．

B 摂食に関する指導

1）食事方法の指導

・新義歯に慣れるまでは，比較的軟らかい食品を摂取するよう指導する．

・前歯での咬断や片側のみでの咀嚼は避けるよう指導する．

2）口腔機能のリハビリテーション

・治療前の段階で口腔機能が低下している無歯顎患者の増加

・**口腔筋機能療法**（myofunctional therapy：**MFT**）〈口腔周囲筋のストレッチ〉

・舌の動きを柔軟にするために「タ」「カ」「ラ」，口唇閉鎖の力をつけるために「パ」の発音を繰り返す指導を行う．

・咀嚼訓練，舌機能訓練

・栄養指導（食事形態指導）

・摂食嚥下リハビリテーション（嚥下障害を認める要介護高齢者）

C 義歯および口腔内の清掃指導（デンチャープラークへの対応）

・**デンチャープラーク**は，**義歯性口内炎**の原因（→ p.124 参照）

・**不顕性誤嚥**による肺炎（**誤嚥性肺炎**）など重篤な全身疾患の一因（肺炎：日本人死因上位）であり，義歯および口腔内の清掃指導（**デンチャープラークコントロール**）は重要

> **デンチャープラーク**：義歯に付着するプラーク．天然歯に付着するものと比べて，*Candida albicans* の占める割合が高い．

1）機械的清掃 〈歯磨剤は使用しない〉

義歯用ブラシ，超音波洗浄器は有効

2）化学的清掃（義歯洗浄剤）

<u>義歯性口内炎の起因菌である *Candida albicans* は機械的清掃のみでは完全に除去されない．</u>

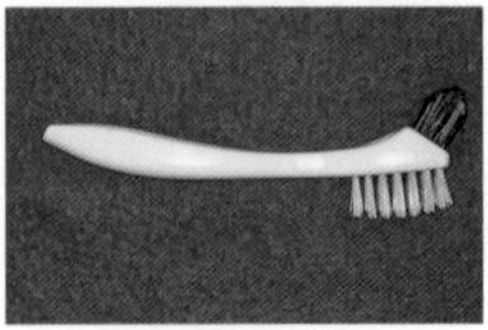

義歯用ブラシ

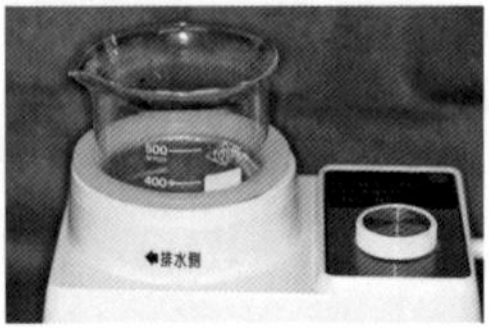

超音波洗浄器

CHECK! 義歯洗浄剤の種類

①過酸化物系：次亜塩素酸より弱い．最も広く使用されている．
②次亜塩素酸系：アルカリ性．漂白・殺菌に優れる．金属を変色させる．
③酸溶液系：酸性．歯石の除去．
④酵素系：残渣の分解・脱臭に優れる．
⑤生薬系：脱臭・除菌に優れる．

3）口腔内の清掃

歯ブラシのほか，必要に応じて舌ブラシ・軟毛ブラシ・含嗽剤なども利用し，舌や義歯周囲組織に付着した食物残渣やプラークを取り除く．

D 就寝時における義歯の取り扱いに関する指導

一般的には，**睡眠中は義歯を外しておく**（乾燥による変形を防ぐため，**義歯洗浄剤を入れた水中に保管**する）．

CHECK! 就寝時の義歯装着を推奨する場合

①顎関節症患者
②下顎位が不安定な患者
③歯周病により就寝時も残存歯の二次固定が必要な患者（動揺歯のスプリンティング）
④ブラキシズムなどにより残存歯に過剰負担が生じる患者（残存歯の負担軽減）
⑤残存歯が対合顎堤を損傷させる患者
★就寝時に義歯を外すことがむずかしい場合は，都合のよいときに数時間外すことと，義歯の清掃を十分するよう指導する．

E リコールとメインテナンスに関する指導

不都合がなくても装着後の調整を受けるように指示する．咬合などの経時的変化は無症状に進行するため，定期的な検診が重要であることを指導する．

Chapter 16
術後管理と義歯修理

Check Point

- 義歯装着後の口腔内と義歯の変化およびその対処法を理解する．
- 義歯修理の方法を理解する．
- リラインおよびリベースの目的と方法を理解する．

Ⅰ．義歯装着後の口腔内の変化および対処

加齢変化，老化による口腔内の変化→ Chapter 1 参照

A 義歯床下粘膜異常（義歯性口腔粘膜症） よくでる

1）義歯性潰瘍（褥瘡性潰瘍）

義歯による機械的刺激のため，口腔粘膜組織の循環障害や上皮剥離により生じる炎症を伴う有痛性の潰瘍

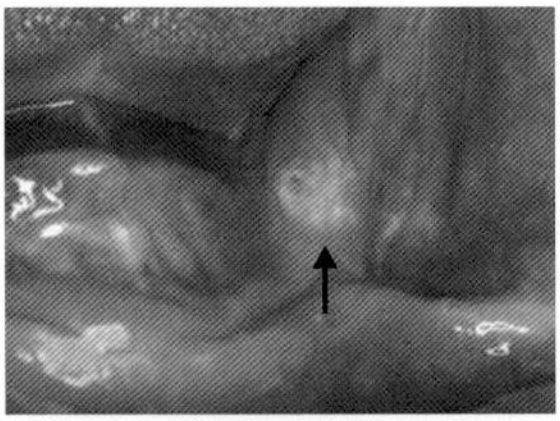

義歯性潰瘍

特徴：①接触痛，②発赤

原因：①咬合調整不足，②リリーフ不足，③義歯の維持不良

処置：①咬合調整，②リリーフ，③副腎皮質ステロイド軟膏の塗布

2）義歯性口内炎

誤嚥性肺炎の原因となるため，認知症・要介護患者では特に注意する．

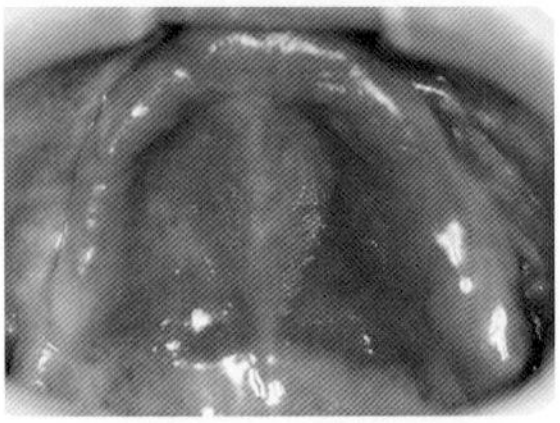

義歯性口内炎

特徴：①口蓋部に好発
②口臭や口角炎の原因になる
③義歯床形態に一致した発赤

原因：①義歯清掃不良による**デンチャープラーク**の堆積
②真菌であるカンジダ菌（*Candida albicans*）の関与
③義歯の維持不良

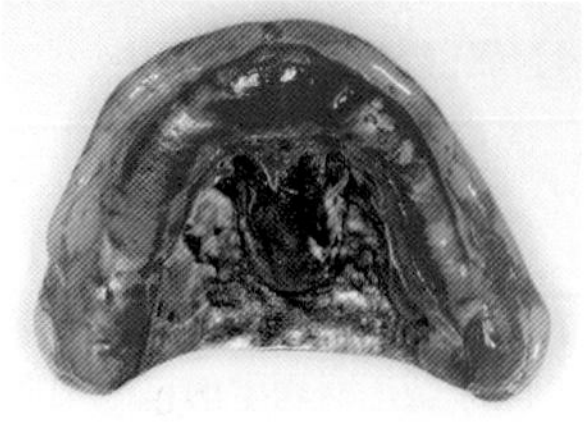

デンチャープラーク(染め出し)

処置：①口腔内の清掃指導および義歯の清掃指導，②重症の場合は抗真菌薬の投与を検討

3）フラビーガム

コンニャク状の顎堤

可動性の大きい粘膜組織

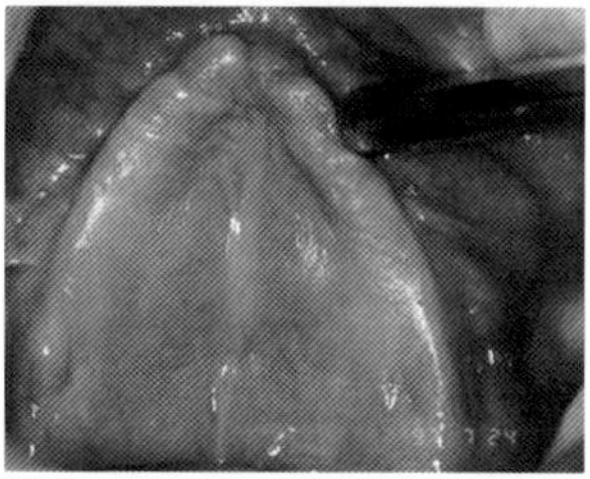

フラビーガム

特徴：①上顎前歯部が好発部位
②歯槽骨の吸収を伴う
③粘膜の肥厚
④粘膜下組織の線維性増生

原因：①局所的に持続的な強い刺激を受けると粘膜の吸収より歯槽骨の吸収のほうが大きくなる.
②義歯の長年の使用により臼歯部人工歯が咬耗し，前歯部で突き上げが起こる.
③コンビネーションシンドローム

処置：①臼歯部人工歯の咬合面再形成
②ティッシュコンディショニング（粘膜調整）

今後の治療方針：①義歯を新製（選択的加圧印象），②外科的処置

義歯の安定を著しく損ねる場合に検討

CHECK! コンビネーションシンドローム
（アンテリアハイパーファンクションシンドローム）

- 上顎無歯顎，下顎両側遊離端欠損患者において特徴的な症状がみられる症候群
- 関連症状として，上顎前歯部のフラビーガムと歯肉頬移行部の義歯性線維腫，下顎の前上方偏位などがみられる.

4）義歯性線維腫

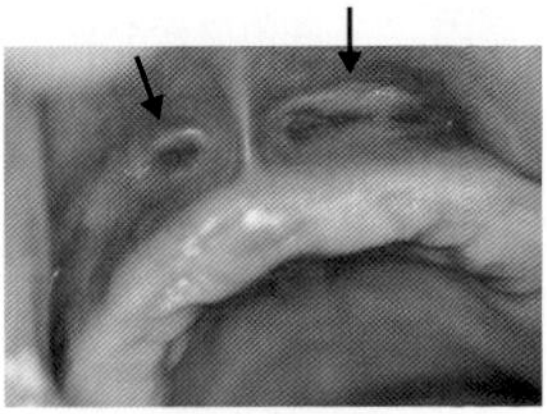

義歯性線維腫

・義歯床の慢性的機械的刺激による粘膜の炎症反応性の増生物で，肉芽型と線維型がある.

・肉芽型：病理学的に毛細血管や細胞成分が多い.

・線維型：線維化が進み，細い線維組織が密に排列している.

特徴：①主として線維性結合組織の増生が著明，②上顎歯肉唇移行部（義歯床縁）に好発，③可動性，浮動性を有する ➡ 義歯の脱落の原因

原因：①義歯床による慢性的機械的刺激，②臼歯部人工歯の咬耗により前歯部の咬合が強くなり，前歯部床縁部に食い込みが生じる.

処置：①義歯床縁の削合（明らかに床縁が長い場合は短縮する）

②義歯床縁が短い場合は適切な長さに延長し，内面をリリーフ

③ティッシュコンディショニング（粘膜調整）

今後の治療方針：①腫瘤を避けて義歯を新製：肉芽型は義歯床縁の適正化により消退する可能性がある.

②外科的処置：線維型は義歯調整では消退しないため外科的切除を検討

5）乳頭状過形成

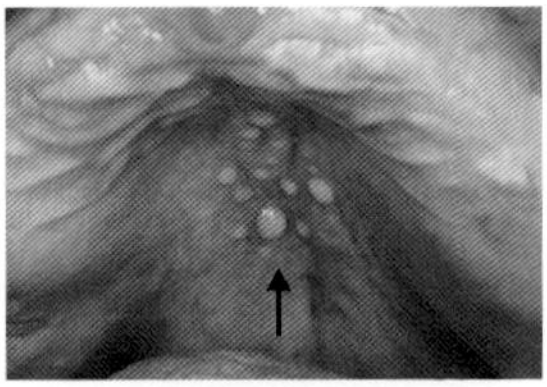

乳頭状過形成

ポリープ状（イボ状）の塊

特徴：①赤色で軟らかく可動性

②口蓋中央部に好発

原因：不明（過剰なリリーフ，口腔衛生不良など）

処置：①陰圧の軽減と清掃の徹底

②ティッシュコンディショニング（粘膜調整）

③重症化した場合は外科的処置を検討

Ⅱ．義歯の変化

1）人工歯の変化

咬耗，破折，着色・変色，歯石様沈着物

2）義歯床の変化

①顎堤粘膜の疼痛・違和感

②義歯の脱落

③咀嚼困難

④義歯の破損（義歯床の破折・人工歯の脱落）

⑤発音困難

⑥審美不良

⑦その他

Ⅲ．義歯装着後の不快事項の原因と対処

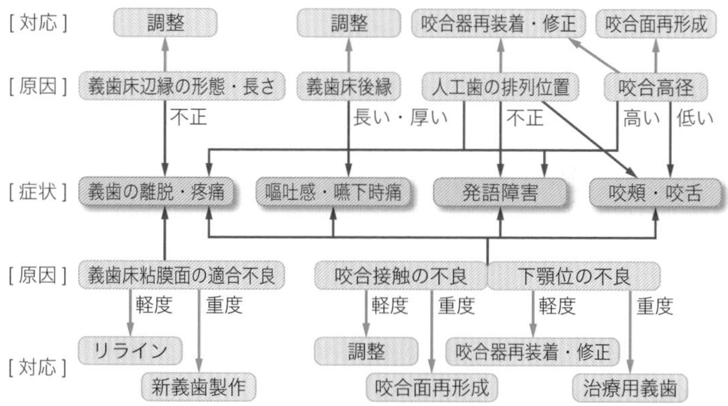

（日本補綴歯科学会，有床義歯補綴診療のガイドライン 2009 改訂版[20] より改変）

1）新義歯の場合（義歯製作後 6 か月未満）の義歯床下粘膜の疼痛の原因と対処

原因：①咬合調整の不足（咬合紙印記部位を確認）
　②リリーフ不足
　③義歯床の形態不良

対処：①咬合調整，②リリーフ，③義歯床縁形態の調整

・新義歯では顎堤吸収や人工歯の咬耗は認められない．
　➡リラインや咬合面再形成などは原則として行わない．
・ティッシュコンディショニング（粘膜調整）もリラインや義歯の新製を前提に行う処置なので新義歯では行わない．

2）使用中の義歯の場合（義歯製作後 6 か月以上）の義歯床下粘膜の疼痛の原因と対処

原因：①顎堤の吸収（義歯床下粘膜の不適合）
　②臼歯部人工歯の咬耗（咬合の不均衡）

対処：①咬合調整，②義歯床外形の調整，③咬合面再形成，④ティッシュコンディショニング（粘膜調整），⑤リライン（リベース）

・義歯装着 6 か月が粘膜面不適合の生じる 1 つの目安となる．
・「最近まで問題なく義歯を使用できていた」場合などは，上記対処の①②を行うことは少ない．

3）その他の不快事項の原因と対処

(1) 咬頬

原因：①咬合高径が低すぎる，②臼歯の水平被蓋不足，③臼歯部排列が頬側に寄りすぎている

対処：①咬合高径の適正化，②水平被蓋の修正，③人工歯再排列

(2) 咬舌

原因：①咬合高径が低すぎる，②臼歯の水平被蓋不足，③臼歯部排列が舌側に寄りすぎている，④咬合平面の位置が低すぎる

対処：①咬合高径の適正化，②水平被蓋の修正，③人工歯再排列，など

(3) 義歯の脱落

原因：①唾液分泌量の減少，②辺縁封鎖性の不良（ポストダムの不足），③咬合接触の不良，④義歯床研磨面形態の不良，⑤口蓋隆起部のリリーフ不足，⑥上顎義歯床後縁の位置不良

対処：①咬合調整，②上顎：ポストダムの付与，③義歯床縁形態，義歯床研磨面形態の調整，⑤義歯床粘膜面の適合改善，など

CHECK!　上顎義歯床後縁の位置不良

①辺縁封鎖が不十分なため脱離する：上顎の義歯床後縁が前方すぎる
　原因：硬口蓋上に後縁を設定
②発音時などに脱離する：上顎の義歯床後縁が後方すぎる
　原因：軟口蓋の機能時可動部に後縁を設定

(4) 発音困難

原因：①舌房の不良（厚い口蓋），②人工歯排列位置の不良，③前歯部人工歯被蓋関係の不良，④口蓋側歯槽部の形態不良，⑤咬合高径が高すぎる，⑥義歯への慣れ不足（義歯に問題がない場合）

対処：①舌房の最適化，②人工歯再排列，③咬合高径の適正化，④義歯床研磨面形態の調整，⑤発音練習，など

(5) 嚥下困難（嘔吐感）

原因：①上顎義歯床後縁が長すぎる，②下顎義歯舌側床縁が長すぎる，③咬合高径が高すぎる

対処：①義歯床縁形態（設定）の調整，②咬合高径の適正化，など

(6) 下顎の電撃痛

ビリビリと電気が走るような痛み

原因：①著しい顎堤の吸収，②オトガイ孔相当部の圧迫

対処：オトガイ孔相当部のリリーフなど

Ⅳ．義歯修理

A 義歯床の破折

1）原因

①顎堤の吸収に伴う義歯の不適合

②義歯床の劣化・疲労

③人工歯の咬耗：咬合面が**アンチ Monson カーブ**（→ p.23 参照）になると上顎義歯正中部に応力が集中し，正中破折が生じやすい．

④義歯清掃中の落下

2）修理法（筆積み法による修理）

①破折部位の仮固定

a：破折面が復元できる場合

口腔外で瞬間接着剤を用いて仮固定する．

b：破折面が復元できない場合

口腔内に装着した状態で常温重合レジンにより仮固定する．

②シリコーンゴム印象材のヘビーボディタイプ（または石膏）の注入

修理時のずれを防ぐため，義歯床粘膜面にシリコーンゴム印象材のヘビーボディ（パテ）タイプ（または石膏）を注入する．

③破折レジンの除去

ラウンドバーなどを用いて破折線に沿って，注入したシリコーンゴム印象材（または石膏）が露出するまでレジンを少量削除する．

④常温重合レジンの築盛（添加）

接着を確実にするため，接着性プライマーを修理部に塗布する．その後，レジンを筆積み法で築盛（添加）する．

⑤形態修正・研磨

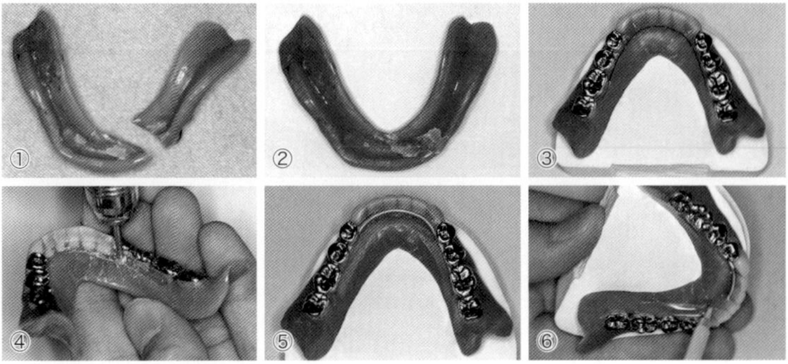

筆積み法による修理(細井紀雄先生提供)
①下顎義歯床の完全破折
②破折部位の固定(瞬間接着剤による仮接合)
③速硬性の石膏を用いて作業用模型を製作
④破折レジンの除去と補強線埋入スペースの確保
⑤補強線の設置
⑥常温重合レジンの築盛

B 人工歯の破折・脱落

1) 原因

(1) 破折の原因

①咬合調整の不足

②前歯部の突き上げ (臼歯の咬耗)

③強い衝撃力

(2) 脱落の原因

①義歯床との不完全な接着

②レジンの塡入圧不足, 人工歯への分離剤の付着, 流ろう不足

2) 修理法 (人工歯の交換)

①咬合関係を確認し, 人工歯を選択する.

②ラウンドバーを用いて人工歯排列スペースを確保する.

③人工歯にアンダーカットを付与し, レジン接着プライマーを塗布する.

④人工歯排列とレジンの筆積みを行い, 加圧重合器内で重合する.

⑤形態修正・研磨を行い完成する.

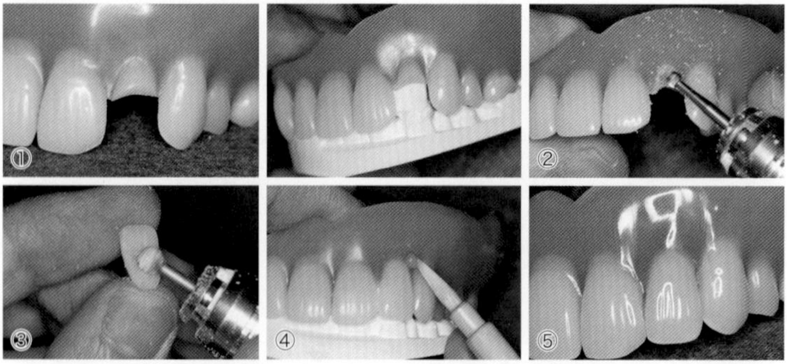

上顎左側側切歯の破折の修理（細井紀雄先生提供）

V．リライン よくでる

不適合となった全部床義歯の義歯床粘膜面の**1層だけ**を新しいリライン材料（硬質または軟質）に置き換え再適合を図る方法

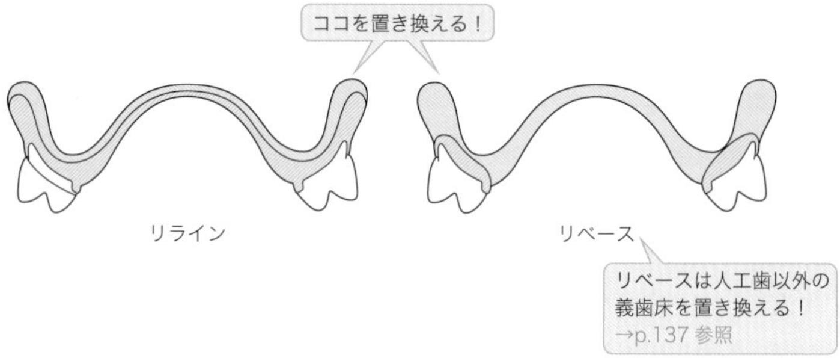

A 適用

・人工歯，咬合関係（咬合平面）ならびに義歯床の形態および材質，義歯床下粘膜自体には異常が認められないが，義歯床下粘膜との適合が不良な場合
・直接リライン法は，軽度の不適合の修正に適用する．
・間接リライン法は，中程度以上の不適合の修正に適用する．

CHECK!　リライン材の分類

軟質リライン材にはアクリル系とシリコーン系がある.

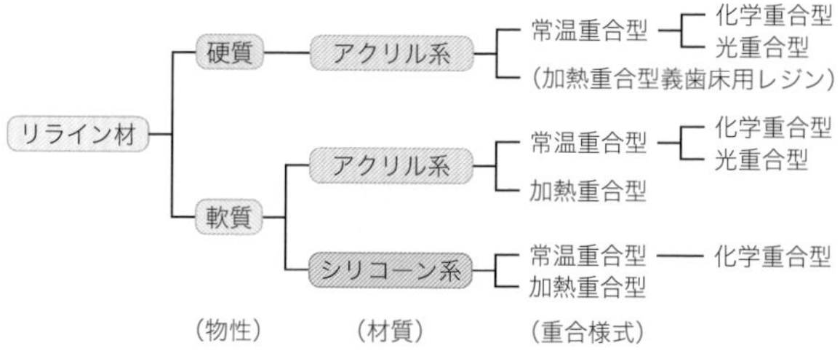

B 直接リライン法

義歯にリライン材を盛り上げ，口腔内で圧接や筋圧形成を行い，再適合を図る.

1）利点

・チェアサイドで処置できるため，義歯を預からなくてよい.

・機能的な印象面そのものが義歯床粘膜面になる.

2）欠点

・モノマーの刺激が患者に不快感を与えることがある.

・材料の流動性が小さいと咬合高径が高くなりやすい.

・圧が不十分だとレジン面が荒れやすい.

・間接法に比べて強度が劣る.

・顎堤のアンダーカットが大きいと撤去が困難となる.

3）術式

①義歯床粘膜面をカーバイドバーなどで１層削除し，新鮮面を露出する.

②専用の接着プライマーを薄く均一に塗布する.

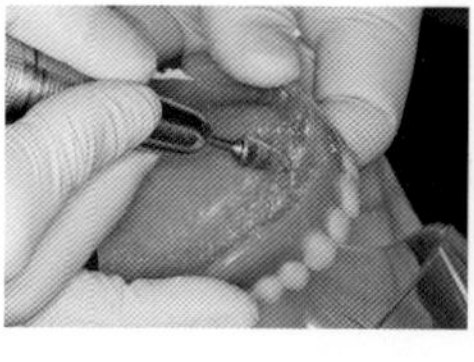

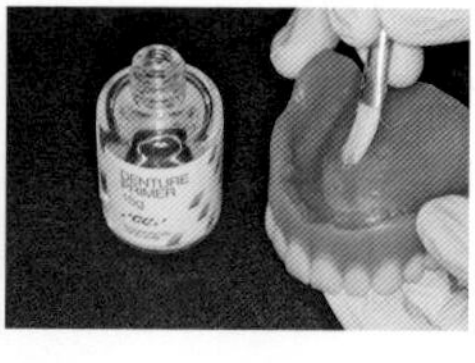

③リライン材の粉と液を気泡の入らないよう混和する.

④リライン材を義歯床粘膜面に盛り，咬頭嵌合位で軽く咬合させ，筋圧形成を行い，そのまま口腔内に保持する.

⑤リライン材が餅状化した状態で口腔外に取り出し，余剰のリライン材を除去する．硬化後，義歯を撤去し形態修正・研磨を行う．

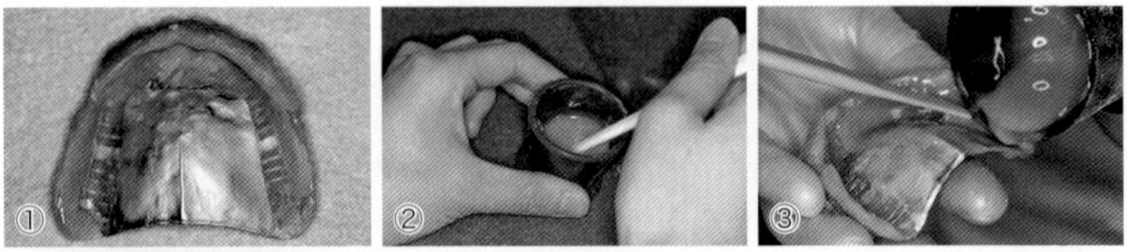

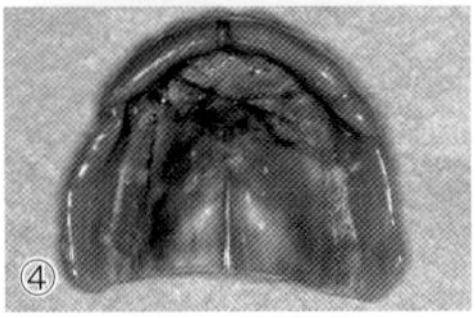

直接リライン法(細井紀雄先生提供)
①義歯床粘膜面を１層削除し，接着プライマーを塗布する.
②リライン材を混和する.
③リライン材を盛り，口腔内に圧接する.
④取り出した後，形態修正・研磨を行い完成する.

C 間接リライン法

フラスク埋没による方法とリライニングジグによる方法がある.

1）利点（直接法と比較）

・リライン材の厚さを適切に確保できる.

・義歯とリライン材の境界部を滑沢にできる.

・残留モノマーが少ない➡顎堤粘膜への刺激が少ない.

・耐久性がある.

2）欠点

・印象材をレジンに置き換えるときに義歯床粘膜面と咬合面の位置関係に誤差が生じることがある.

・義歯を預かる必要がある

・技工操作が煩雑である.

3）フラスク埋没による方法

①シリコーンゴム印象材による機能印象採得またはアクリル系印象材によるダイナミック印象採得を行う.

②専用フラスクに埋没する.

③印象体と口蓋部を削合する.

④専用プライマーを塗布する.

⑤流し込みレジンを填入し，重合する.

⑥重合後，形態修正・研磨を行う.

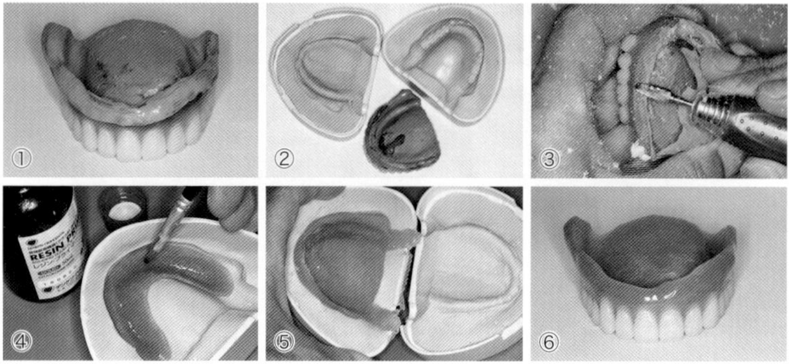

4）リライニングジグによる方法

①使用中の義歯（複製義歯）のダイナミック印象採得を行う.

②ボクシングを行い，作業用模型を製作する.

③リライニングジグ下部に作業用模型を装着する.

④上部に石膏を盛り，咬合面を印記する.

⑤ジグの上部と下部を分離する.

⑥義歯を外して印象材を除去する.

⑦義歯床粘膜面を１層削除する（新鮮面を露出する）.

⑧義歯を咬合面コアに再装着する.

⑨リライン面に接着剤を塗布する.

⑩石膏面にレジン分離剤を塗布する.

⑪リライン材を盛る.

⑫リライニングジグを固定する.

⑬重合後，形態修正・研磨を行い完成する.

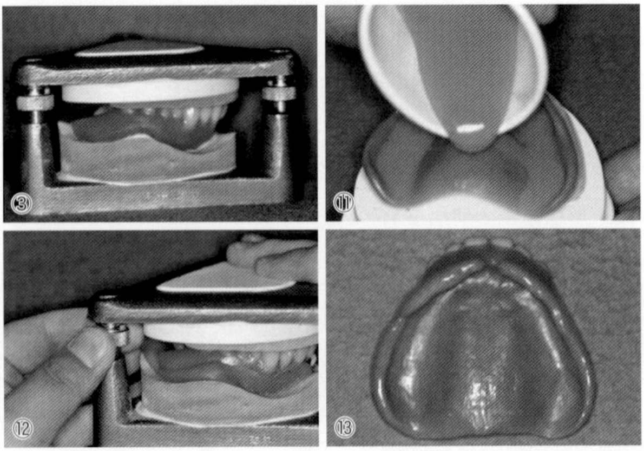

CHECK!　ダイナミック印象（動的印象）

使用中の義歯をトレーとして，日常生活において義歯が口腔内で咬合・咀嚼を行っている状態（加圧）での顎堤あるいは可動粘膜面の形態を，アクリル系印象材（→ p.57 参照）を用いて記録する．

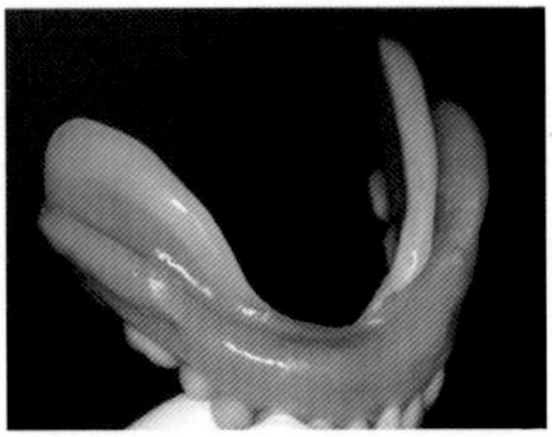

（第 105 回歯科医師国家試験）

CHECK!　分離剤

・石膏分離剤：アルジネート水溶液 ― 石膏と石膏を分離
・レジン分離剤：アルジネート水溶液 ― 石膏とレジンを分離
・ワックス分離剤：グリセリン，エチレングリコール ― 埋没材とワックスを分離

Ⅵ. リベース

人工歯以外の義歯床を新しい義歯床用材料に置き換え，義歯床下粘膜との再適合を図る．

A 適用

・咬合関係および咬合平面が適正な場合
・人工歯に大きな破損がない．
・リラインでは口蓋部が厚くなる症例
・義歯床翼の豊隆を修正する必要がある症例
・義歯床の劣化および変色
・義歯床の強度不足

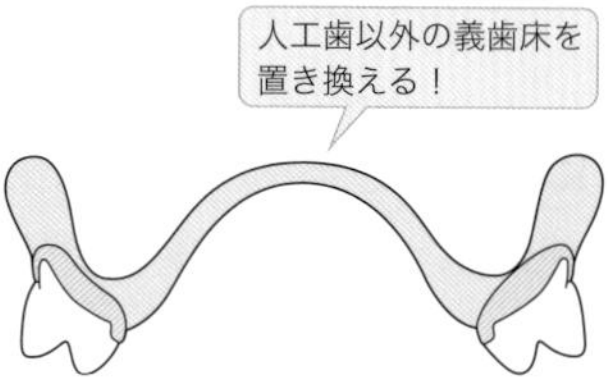

リベース

B リベースの術式

リベースは間接法のみであり，義歯床粘膜面および義歯床研磨面の印象を行った後，義歯を預かり，フラスク埋没またはリライニングジグを用いて技工室にて行う．

1）フラスク埋没による方法

①使用中の義歯（複製義歯）によりダイナミック印象採得を行う．
②ボクシングを行い，作業用模型を製作する．
③作業用模型をフラスクに埋没する．
④硬化後フラスク上部と下部に分離する．

⑤人工歯が外れないよう注意して義歯床を削合する.

⑥重合後，形態修正・研磨を行う.

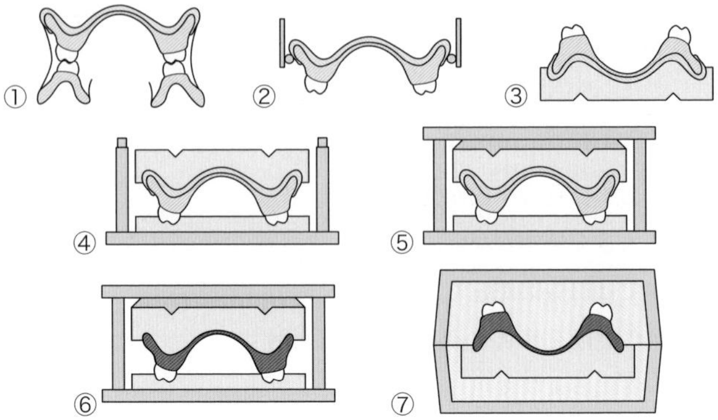

フラスク埋没によるリベース

（日本補綴歯科学会編，リラインとリベースのガイドライン，2007[21] より改変）

2）リライニングジグによる方法

①義歯床粘膜面を１層削除し，義歯床をトレーとしてダイナミック印象採得を行う.

②ボクシング

③石膏を注ぎ，模型を製作する.

④咬合面コアを製作する.

⑤石膏で模型をジグの上部に付着する.

⑥義歯床を削除し，人工歯の再排列とろう義歯の製作を行う.

⑦埋没，流ろう，レジン塡入，重合を行い，形態修正・研磨をして完成する.

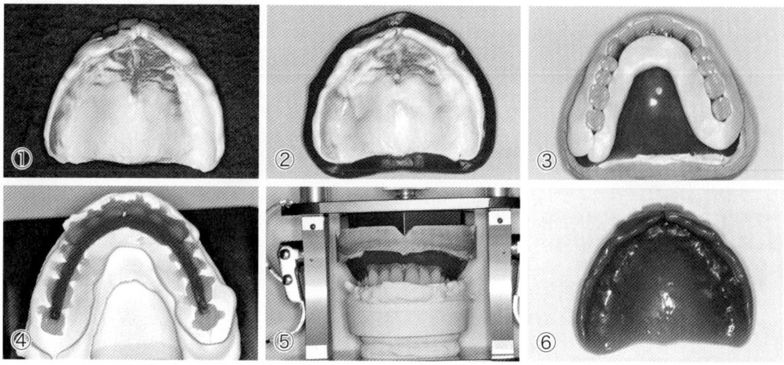

リライニングジグによるリベース(細井紀雄先生提供)
①使用中の義歯によるダイナミック印象採得を行う.
②ボクシングを行い，作業用模型を製作する.
③筋圧面および人工歯のシリコーンコアを採得する.
④咬合面コアを石膏で採得し，人工歯が外れないよう注意して義歯床を削合する.
⑤リベース材料を盛り，リライニングジグを固定する.
⑥重合後，形態修正・研磨を行い，完成する.

Ⅶ. 咬合面再形成

人工歯の咬耗（アンチ Monson カーブ）などが生じた義歯の人工歯咬合面を，即時重合レジンなどによって修正し，機能や審美性の回復を図ることを，咬合面再形成という.

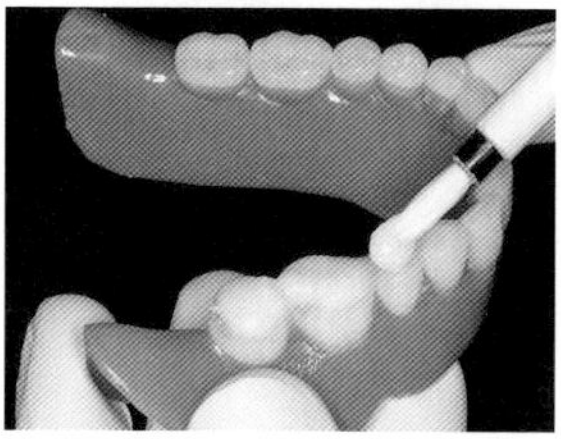

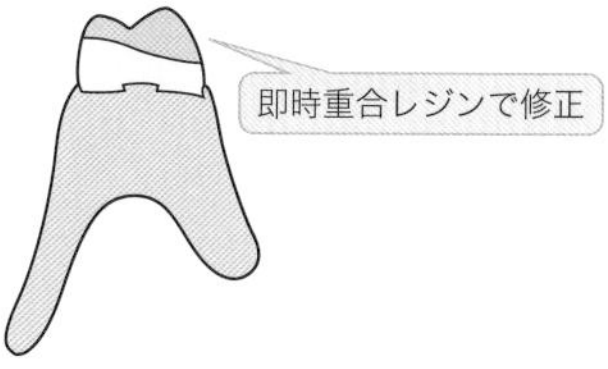

Chapter 17

金属床義歯による治療

Check Point

・金属床義歯による治療の特徴を理解する.

I. 金属床義歯の利点・欠点

1）利点

・強度が高く，丈夫である.

・たわみが少ない.

・熱伝導性がよい.

・適合性と装着感に優れる.

・舌房が広く確保できる

➡発音に有利

2）欠点

・義歯床金属部分の調整が困難である.

・金属アレルギーを起こす場合がある.

・技工操作が煩雑である.

・高価である.

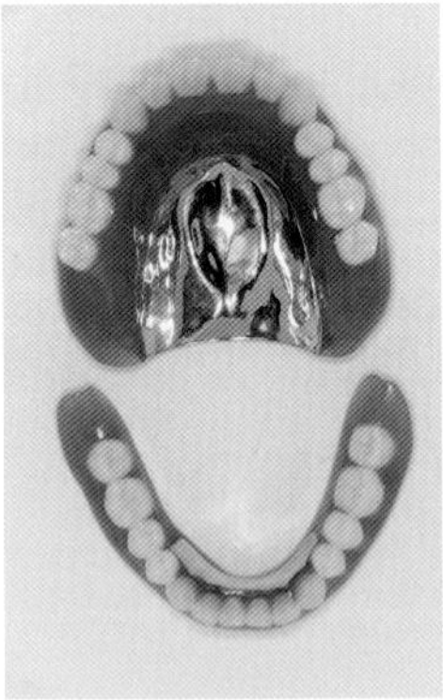

咬合面観

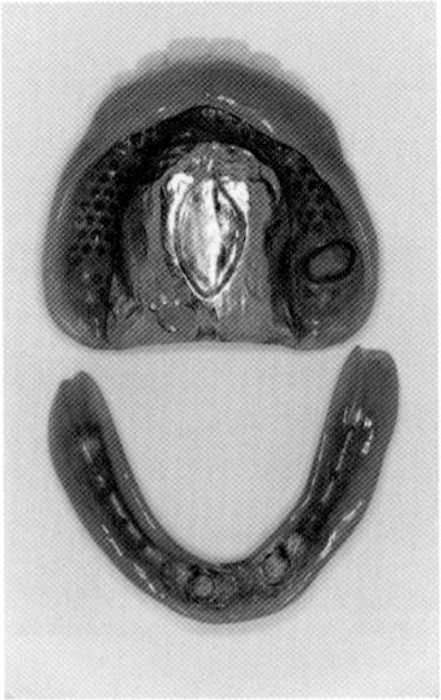

粘膜面観

Ⅱ．構　造

1）フレームワーク　金属部分

・上顎は口蓋部，下顎は舌側の一部あるいは全部を金属とすることが多い．

よく使われる

・使用される金属は，①金合金，②コバルトクロム合金，③純チタン，④チタン合金（比重はコバルトクロム合金の約 1/2，金合金の約 1/4）

2）維持格子

フレームワークの一部を格子状にしてレジン床に埋め込んでレジン床とフレームワークを連結する．

3）フィニッシュライン

・レジン床とフレームワーク（金属部分）の接合境界線のことをいう．

・フィニッシュラインを決定する時期は，ろう義歯試適直後である．

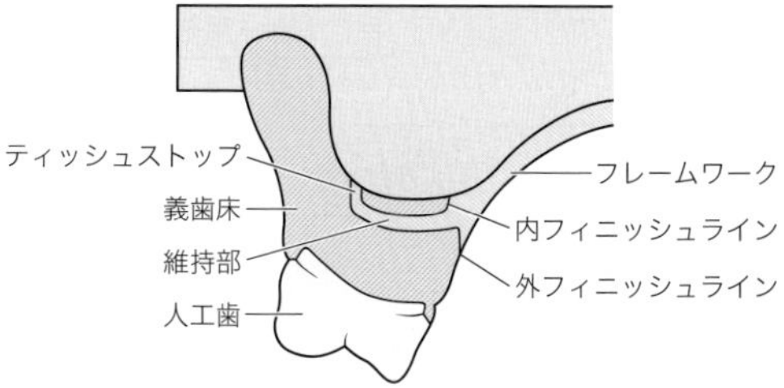

Ⅲ．金属床義歯の治療の流れ

ろう義歯試適までと埋没（Tench のコア）以降は，レジン床義歯の場合と同様である（→ Chapter 5 参照）.

診療室（チェアサイド）	技工室（ラボサイド）
11. ろう義歯試適 （パラトグラム法）	
	12. フレームワークの設計 （フィニッシュラインの位置を決定） 作業用模型への前処置 （スペーサーの付与，リリーフなど） 複印象の採得 フレームワークのワックスアップ 鋳造 人工歯再排列
13. フレームワーク＋ろう義歯の試適	
	14. Tench のコア採得 埋没・流ろう・填入・重合

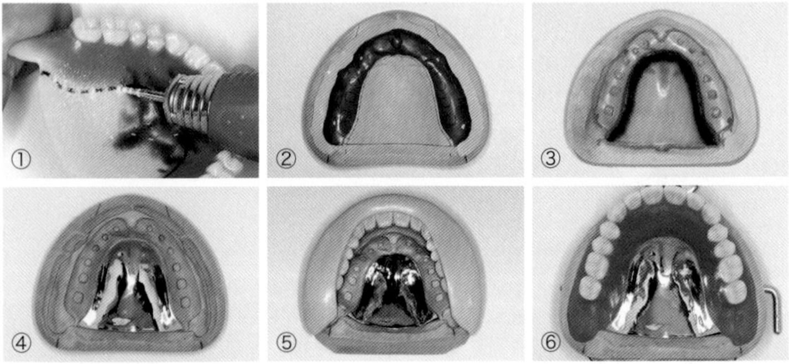

金属床義歯の製作手順

①ろう義歯のフィニッシュライン上にラウンドバーで孔を開け，作業用模型に記入する.
②作業用模型に前処置（スペーサーとティッシュストップ付与）を行う.
③耐火模型上でフレームワークをワックスアップする.
④鋳造したフレームワーク
⑤採得したシリコーンコアにより人工歯とフレームワークとの位置関係を確認する.
⑥フレームワークとろう義歯を一体化する.

Chapter 18 インプラントオーバーデンチャーによる治療

Check Point

・インプラントオーバーデンチャーによる治療の特徴を理解する.

A インプラントオーバーデンチャー（IOD）とは

・インプラントにより支持されるオーバーデンチャー

・無歯顎に対しては，通常 2～4 本のインプラントを支台として用いることが多い.

・無歯顎に対するインプラントオーバーデンチャーでは，インプラントへの維持・支持・把持に加えて，義歯床による粘膜負担も期待できる.

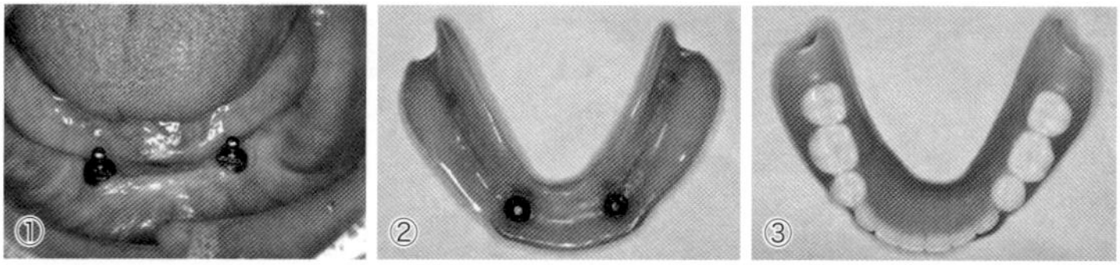

インプラントオーバーデンチャー(大久保力廣先生提供)
①下顎に 2 本のインプラントを植立して支台としている.
②粘膜面観．ボールアタッチメントのマトリックス(Oリング)
③咬合面観

B インプラントオーバーデンチャーの選択基準

・インプラント体の埋入位置が制限されている場合

⇒固定性では力学的，審美的に不利

・経済的に多数のインプラント体を埋入できない場合

・義歯の維持・支持を向上させたい場合

⇒遊離端義歯の後方支持，上顎無口蓋型義歯など

C インプラントオーバーデンチャーの利点と欠点

利点	欠点
・可撤性なので衛生的 ・義歯の維持・支持・把持が向上 ・義歯機能(咀嚼能率や咬合力など)が向上 ・義歯床を小さくできる➡違和感が少なくなる ・義歯床によるリップサポートの回復など，審美性の回復が容易 ・顎骨吸収を抑制できる ・インプラント体の埋入が少なくてすむ➡外科的侵襲が少ない，経済的な負担が減る	・外科的な侵襲を伴う ・義歯，アタッチメントのメインテナンスが不可欠 ・アバットメントスクリューが緩む可能性がある ・対合顎堤の骨吸収が促進されることがある

D 主なアタッチメント

1）バーアタッチメント

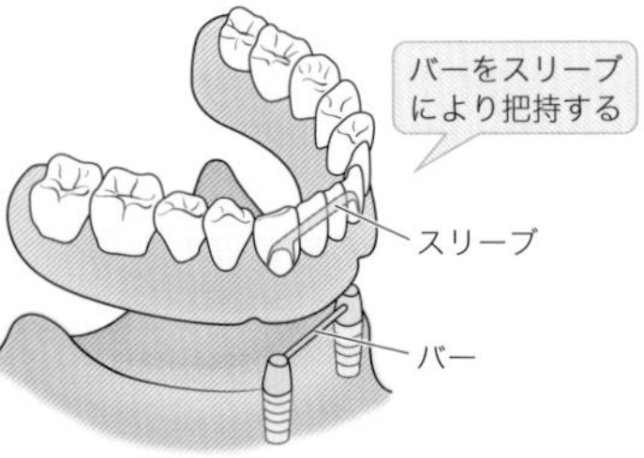

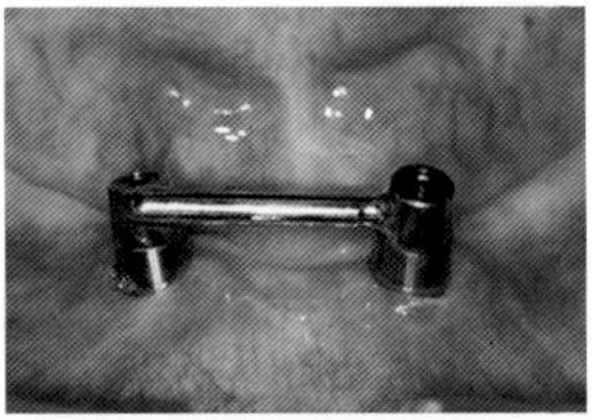

（大久保力廣先生提供）

構成要素

・バー（金属製）

・スリーブ（バークリップ）（金属製またはプラスチック製）

特徴

・バーで2本以上のインプラント間を連結する.

・維持力が強い➡スリーブにより調節する.

・ある程度義歯床の厚みが必要である.

・バーと顎堤との間にプラークが溜まりやすい.

・長期的に維持力は低下する.

設置位置

顎堤粘膜より数mm上方➡清掃性に配慮し，**歯肉増殖**に注意する.

2）ボールアタッチメント

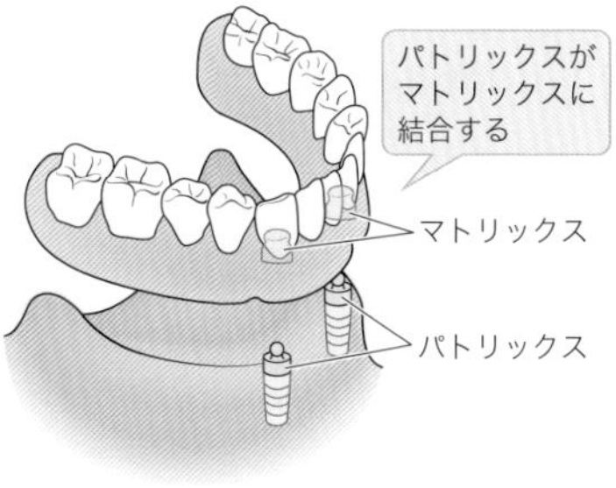

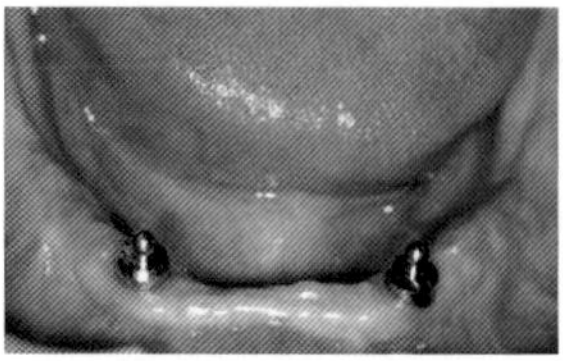

（大久保力廣先生提供）

構成要素

・パトリックス（メール）：金属製

・マトリックス（フィメール）：Oリングや板バネ構造

特徴

・可動性

・パトリックスが平行な位置関係であれば義歯の回転は許容できる．

・既製コンポーネントを利用できるため技工操作が容易である．

・長期的には維持力は低下する．

3）磁性アタッチメント

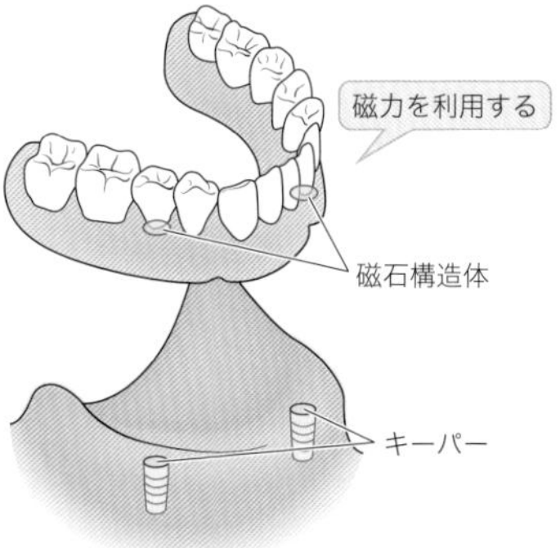

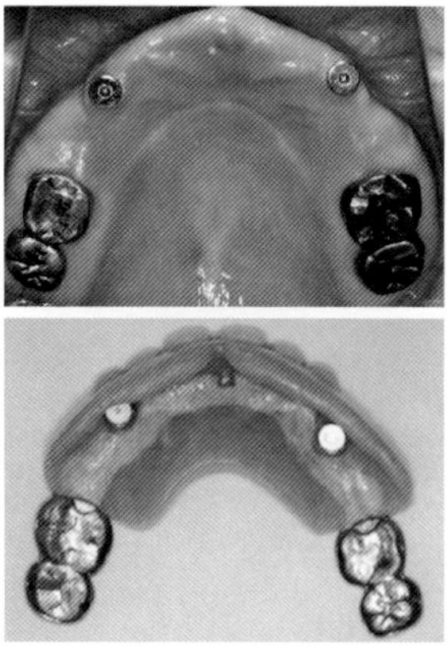

（大久保力廣先生提供）

構成要素

・磁石構造体：義歯内に設置

・キーパー（金属製）：インプラント上部構造として設置

特徴

・磁気的吸着力を利用する.

・側方力がかからない.

・義歯の着脱が行いやすい.

・装着位置が定まりやすい.

・傾斜したインプラントにも設置できる.

・MRI に影響が現れる.

・維持力は低下しない.

Chapter 19

特殊な装置による治療

Check Point

・構音障害と構音検査法を理解する.
・鼻咽腔閉鎖不全の検査法を理解する.
・顎顔面補綴装置の特徴を理解する.
・舌接触補助床，軟口蓋挙上装置，スピーチエイドの特徴を理解する.

I．構音障害 よくでる

A 構音障害の分類

1）器質性構音障害

構音器官の実質欠損による構音障害

原因疾患

・口蓋裂
・舌小帯短縮症
・口腔・中咽頭悪性腫瘍術後

2）運動性構音障害

運動器官の障害で起きる構音障害

原因疾患

・神経疾患：脳血管障害，脳腫瘍，頭部外傷，Parkinson 病，筋萎縮性側索硬化症
・神経筋疾患：重症筋無力症
・筋疾患：進行性筋ジストロフィー

3）機能性構音障害

構音器官の実質欠損も運動障害もないが不正な音を発する構音障害

関連要因

・語音弁別能力

・環境要因

・その他

B 発声・発語検査 よくでる

1）呼気持続時間の測定

2）発音持続時間の測定

3）発音明瞭度検査

・音響検査（ソナグラム）

4）オーラルディアドコキネシス

「パ」「タ」「カ」を10秒間ずつできるだけ速く発音させて，1秒あたりの発音回数を測定する．➡6回/秒以下の場合，機能低下

5）パラトグラム（口蓋図）（→ p.104 参照）

上顎口蓋床の厚みと人工歯排列位置の適正性を評価する．

CHECK!　オーラルディアドコキネシス

・摂食嚥下機能に関する器官の随意運動能力を評価できる．
・基準値と計測値を比較することで低下している運動機能を推察する．
［パ］　口唇音　→口唇機能の低下
［タ］　歯茎音　→舌尖運動の低下
［カ］　軟口蓋音→舌後方部挙上運動と軟口蓋の機能低下

C 鼻咽腔閉鎖機能検査 よくでる

1）ブローイング検査

①ソフトブローイング：コップに水を入れ，ストローで息を吐いてできるだけ長く泡立たせて，その持続時間を測る．

②ハードブローイング：ラッパなどを思い切り吹き，呼気の鼻漏出を判定する．

2）発声言語の聴覚判定

聞き取りにより**開鼻声**を診断する．

3）鼻漏出検査

鼻息鏡を鼻下に置き，単音の発音などをさせ，鏡に生じた曇りの大きさで判定する．

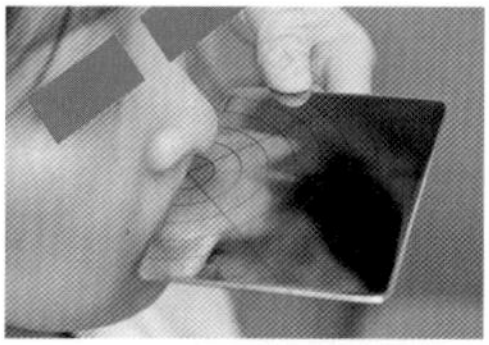

鼻漏出検査

4）鼻咽腔内視鏡検査

鼻孔からファイバーを入れ直接観察する．

D 顎顔面補綴患者の発声・発語機能障害

- 上顎・口蓋切除により，口腔と鼻腔との間に交通が生じ**開鼻声**となる．
- 外科再建され口腔と鼻腔との交通がない場合でも，共鳴異常や構音点の喪失が起こる．
- 切除部位が軟口蓋後縁に及んだ場合，鼻咽腔閉鎖不全が起こり**開鼻声**となる．
- 舌切除によって舌のボリュームの不足や可動域の低下が生じ**発語障害**となる．

CHECK! 開鼻声（開鼻音，開放性鼻声）

- 鼻咽腔閉鎖不全により，口腔と鼻腔での共鳴が多くなることで鼻漏れ声となる．
- 「ダ，デ，ド /d/」，「タ，テ，ト /t/」が「ナ，ネ，ノ /n/」に近い音に歪む．
- 「バ，ビ，ブ /b/」，「パ，ピ，プ /p/」が「マ，ミ，ム /m/」に近い音に歪む．

Ⅱ．顎顔面補綴装置

A 顎顔面補綴装置の種類

欠損部位など	顎顔面補綴装置
上顎欠損：上顎骨および口蓋骨の一部あるいは全部の欠損	
腫瘍の摘出などによる後天的な欠損	上顎顎義歯（栓塞子）
先天性の口蓋裂	スピーチエイド
下顎欠損：下顎骨の一部あるいは全部の欠損	
腫瘍の摘出などによる後天的な欠損	下顎顎義歯
著しい患側偏位を伴う場合	咬合斜面板
咬合支持域の喪失を伴う場合	パラタルランプ，二重排列
顔面欠損症例	
顔面の外表面の欠損や変形	エピテーゼ
舌欠損症例	
舌と口蓋との接触がない	舌接触補助床（PAP）
舌亜全摘，全摘，口腔底切除	人工舌（シリコーンゴム製），舌口腔底欠損補綴装置

補助装置	
放射線治療補助装置	シールド（組織遮蔽装置）など
外科治療補助装置	スプリント，ステント
構音補助装置	スピーチエイド，軟口蓋挙上装置（PLP）など

B 顎補綴装置

1）上顎顎義歯

（1）上顎顎補綴の特徴

・残存歯が多いほど，支台装置が多く設置できるので安定しやすい．

・無歯顎の維持には，顎欠損部のアンダーカットを利用する．

・顎義歯が重くなるため，外れやすい．

・栓塞部を中空化することで軽量化が図れる．

・経時的な形態変化や瘢痕帯への配慮が必要である．

(2) 栓塞部（オブチュレーター）の目的

・顎欠損部の塡塞（栓塞）が最も重要な目的

・口腔と鼻腔の遮断による嚥下・構音機能の回復

・飲食物の漏洩防止

・維持力の向上

・審美性の回復

・咀嚼機能回復は二次的な目的

> **術後即時顎補綴装置**（immediate surgical obturator：ISO）
> 手術前に印象採得し，術中あるいは術直後に装着される閉鎖床

(3) 栓塞部の構造と種類

・中空化することで軽量化を図れるが，内部洗浄は困難

・天蓋開放型にすることで清掃性が確保しやすい．

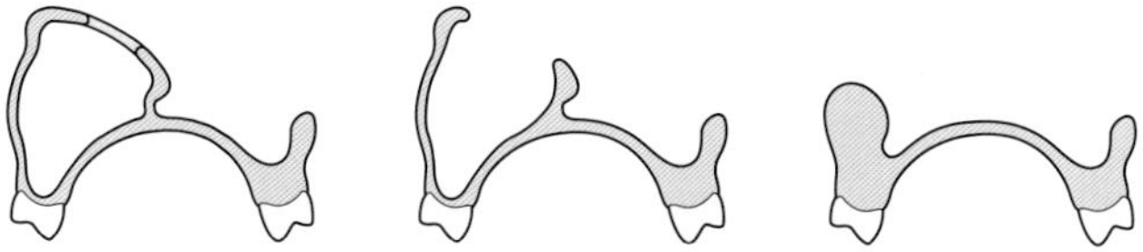

中空型　　天蓋開放型　　充実型

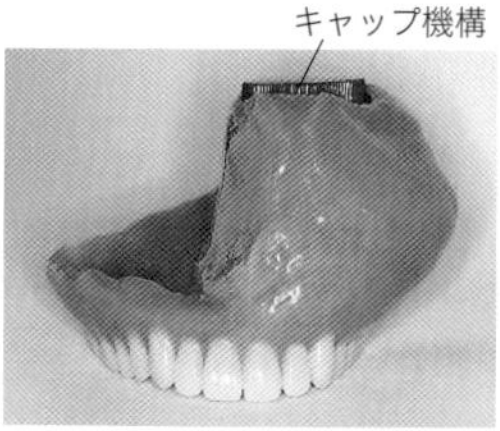

中空型（キャップ機構付与）

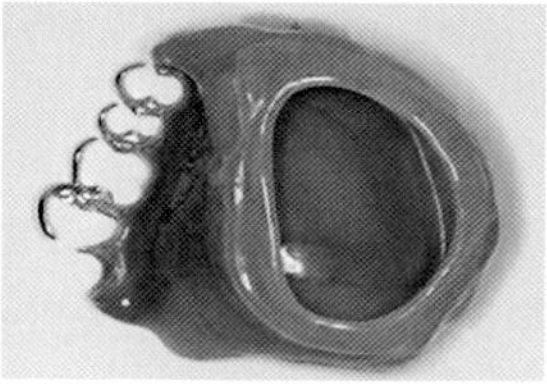

天蓋開放型

(4) 上顎顎義歯の設計原則

・顎欠損部を塡塞（栓塞）➡嚥下・構音機能の回復

・顎欠損部のアンダーカットを利用➡維持力の向上

・顎欠損部上にも人工歯を排列する➡咀嚼機能の回復には寄与しないことが多い

・床面積を可及的に大きくする➡安定向上と脱落防止（無口蓋義歯には

しない）

・栓塞部は，軽量化と清掃性に配慮する．

・残存歯には，できるだけ多くの支台装置を設置する．

2）下顎顎義歯

(1) 下顎顎補綴の特徴

・下顎半側切除症例では，顎骨再建後も下顎が患側（欠損側）に著しく偏位する．

・咬合接触（支持域）が喪失するため，著しい機能障害が生じることが多い．

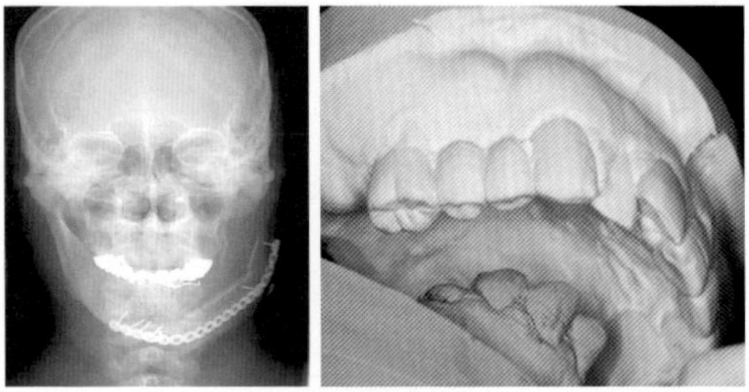

下顎半側切除症例

(2) 下顎の患側偏位への対応

①**二重排列**：上顎口蓋側あるいは下顎頬側に人工歯を二重に排列

②**パラタルランプ**：咬頭嵌合位を保持するため顎義歯の口蓋床部に付与する隆起部

③**咬合斜面板**：咬合時に下顎を咬頭嵌合位に導くように口蓋側に付与される偏位防止板

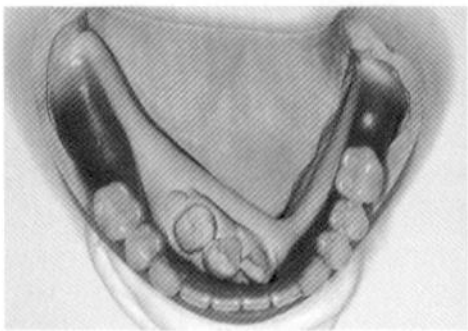

二重排列

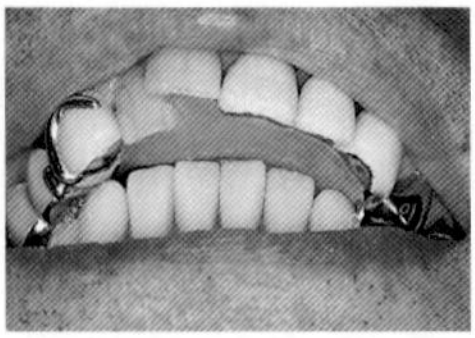

パラタルランプ

Ⅲ．摂食嚥下補助床

A 舌接触補助床（palatal augmentation prosthesis：PAP）よくでる

1）適用

・舌癌術後や脳血管障害の後遺症などによる著しい舌の機能障害

・舌と口蓋の接触が得られないため，食塊の送り込み不全や発語障害が認められる患者

2）構造

上顎義歯の口蓋部を肥厚させた形態の装置　軽量化のため中空構造

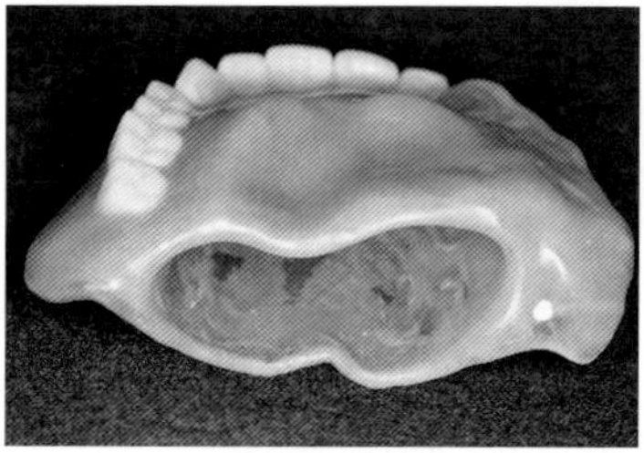

舌接触補助床

3）目的

・固有口腔容積の減少

・舌の口蓋への接触を補助➡舌運動機能（最大舌圧）の回復

・舌運動機能の補償

・食塊形成と移送の改善（食塊移送障害は術後低栄養の原因）

・摂食嚥下ならびに発語（発音）障害の改善

・口腔期（食塊を口腔から咽頭に送り込む時期）の改善

4）舌機能評価

・構音機能：パラトグラム（→ p.104 参照）

・舌運動機能（口蓋へ押しつける力）：舌圧測定（→ p.50 参照）

Ⅳ．構音補助床

A 軟口蓋挙上装置（パラタルリフト，palatal lift prosthesis：PLP） よくでる

1）適用

運動障害性構音障害（脳血管障害の後遺症など）により鼻咽腔閉鎖不全が生じ，嚥下障害や発語障害（開鼻声）が認められる患者

2）構造

挙上子（矢印）が軟口蓋を口腔内から挙上

➡鼻咽腔を狭くし，少しの運動で鼻咽腔閉鎖を得られる．

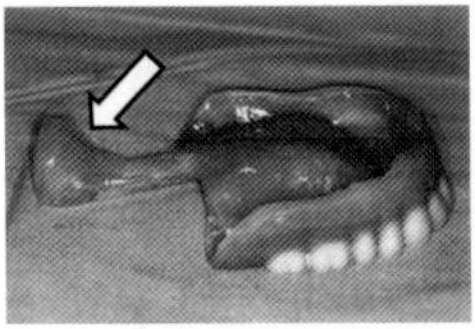

軟口蓋挙上装置
（第 101 回歯科医師国家試験）

3）目的

嚥下ならびに発語機能の改善

B スピーチエイド よくでる

1）適用

軟口蓋の組織量が不足している口蓋裂などの患者

2）構造

- 硬口蓋部（黄矢印）：スピーチエイドを口腔内に維持するための義歯床
- 軟口蓋部（緑矢印）：硬口蓋部と鼻咽腔部を連結する部分
- 鼻咽腔部（赤矢印）：発音時に鼻咽腔閉鎖を獲得させる重要な部分（バルブ）

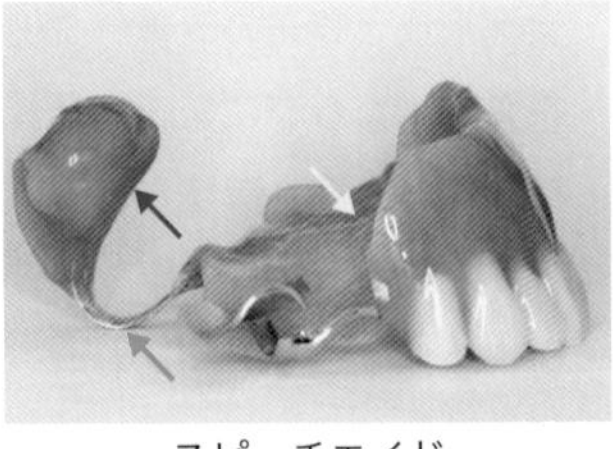

スピーチエイド

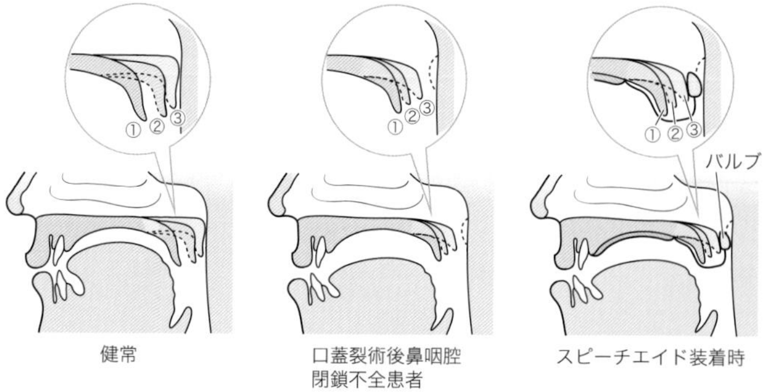

正常人および口蓋裂術後鼻咽腔閉鎖不全患者における鼻咽腔の状態
①安静鼻呼吸時，②鼻音発音時，③破裂音発音時

（大山，1997[24]）

3）目的

・発語機能の改善

・鼻咽腔に人工物（バルブ）を挿入し，鼻咽腔閉鎖機能を改善

CHECK!　構音障害と補綴装置

・歯の欠損（無歯顎者など調音点の喪失）⇒全部床義歯
・軟口蓋の運動障害（鼻咽腔閉鎖不全）⇒軟口蓋挙上装置
・舌運動障害や切除後⇒舌接触補助床
・中咽頭や上顎欠損（鼻咽腔閉鎖不全）⇒栓塞子

付録 令和 5 年版歯科医師国家試験出題基準対応表

■必修の基本的事項

大項目	中項目	小項目	本書対応 Chapter
5　人体の発生・成長・発達・加齢変化	エ　人体の加齢変化	a　細胞・組織・器官の形態的変化(口腔および顎骨を含む)	Chapter 1 p.1〜5
		b　高齢期の生理的特徴	Chapter 1 p.5〜6
8　診察の基本	オ　口腔・顎顔面の診察	a　顔貌，顔色，皮膚 b　口腔粘膜 c　舌 d　顎骨 e　唾液腺 f　顎関節	Chapter 6 p.44
11　治療の基礎・基本手技	セ　歯科材料・機器	b　診療用器械，切削・研削工具・研磨材	Chapter 13 p.111
		c　印象用材料・機器	Chapter 8 p.57
		d　模型用材料，ワックス	Chapter 8 p.61, 67
12　一般教養的事項	ウ　歯科医療に必要な基本的医学英語		索引 p.168

■歯科医学総論

大項目	中項目	小項目	本書対応 Chapter
Ⅰ　保健・医療と健康増進			
2　ライフステージ別にみた保健・福祉	オ　高齢者保健，高齢者歯科保健	d　日常生活支援事業，介護予防，フレイル対策【認知症施策推進総合戦略〈新オレンジプラン〉】	Chapter 1 p.7
Ⅱ　正常構造と機能，発生，成長，発達，加齢変化			
6　口腔・顎顔面の機能	イ　運動	a　下顎位，咬合接触・咬合様式，下顎運動	Chapter 2 p.8〜13
7　人体の成長・発達・加齢変化	エ　口腔・顎顔面の加齢変化	a　器質的変化	Chapter 1 p.1〜5
		b　機能的変化	Chapter 1 p.5〜6
Ⅲ　病因、病態			
2　口腔・顎顔面領域の疾患の病因・病態	イ　歯の喪失に伴う変化・障害	a　口腔・顎顔面領域の変化・障害	Chapter 1 p.1〜6
		b　全身への影響	Chapter 1 p.7
Ⅴ　診察			
5　高齢者への対応	イ　評価	f　要介護度，介護状況【フレイル】	Chapter 1 p.7
		g　Quality of Life〈QOL〉【口腔関連 QOL】	Chapter 6 p.45

大項目	中項目	小項目	本書対応 Chapter
Ⅵ 検査			
1 口腔検査・顎口腔機能検査	イ 顎口腔機能検査	a 下顎運動検査 b 顎関節・筋機能検査【筋電図検査】 c 咀嚼機能検査 d 唾液・唾液腺検査 e 摂食嚥下機能検査 f 発声・構音・発語検査 g 鼻咽腔閉鎖機能検査	Chapter 6 p.46〜50
Ⅷ 歯科材料と歯科医療機器			
3 印象用材料	ア 非弾性印象材	a 酸化亜鉛ユージノール b モデリングコンパウンド c 印象用石膏，印象用ワックス	Chapter 8 p.57
	イ 弾性印象材	a アルジネート b 寒天 c シリコーンゴム d ポリエーテルゴム	
	ウ 機能印象材	【アクリル系印象材】	
	エ 印象用トレー		
	オ 咬合採得用材料		
4 模型用材料，ワックス	ア 歯科用石膏	a 普通石膏，硬質石膏，超硬質石膏	Chapter 8 p.61, 67
6 歯冠修復・義歯用材料	ア レジン（樹脂）系材料	a 加熱重合型アクリルレジン，常温重合型アクリルレジン	Chapter 13 p.110

■歯科医学各論

大項目	中項目	小項目	本書対応 Chapter
Ⅲ 顎・口腔領域の疾患			
3 主として機能に関連する疾患の病態・診断・治療	イ 神経・運動器疾患の病態・診断・治療	k ジスキネジア	Chapter 1 p.6
Ⅳ 歯質・歯・顎顔面欠損と機能障害			
1 病態	カ 口腔機能障害・口腔顔面痛	【ジスキネジア】	Chapter 1 p.6

大項目	中項目	小項目	本書対応 Chapter
2 診察，検査，診断	ア 診察		Chapter 6 p.44
	イ 検査と評価	a 形態的・審美的評価 b 機能的評価 c 力学的評価 d 身体社会的・心理的評価 e 栄養評価 f 補綴装置の評価【生物学的要件，機能的要件，形態的要件，力学的要件，咬合力の支持様式，咬合様式，審美的要件，材料的要件】 g 研究用模型による検査 h 口腔衛生状態の評価 i その他	
	ウ 診断	【回復の到達目標】	
	エ 治療計画の立案	【治療法の選択】	
5 全部床義歯による治療	ア 義歯の設計	a 設計の原則【オーバーデンチャー，アタッチメント】 b 義歯の構成要素	Chapter 18 p.143〜146 Chapter 4 p.37〜39
	イ 臨床操作	a 前処置 b 印象採得 c 顎間関係の記録 d ろう義歯の試適【フレームワーク】 e 装着	Chapter 7 p.51〜53 Chapter 8 p.54〜66 Chapter 9 p.70〜83 Chapter 12 p.103〜105 Chapter 17 p.140〜142 Chapter 15 p.119〜123
	ウ 技工操作	a 個人トレーの製作，作業用模型の製作 b 咬合器装着・調節 c 人工歯の選択・排列・歯肉形成【咬合様式】 d 埋没，重合 e 咬合調整（削合）と仕上げ	Chapter 8 p.62〜63, 67〜69 Chapter 10 p.84〜90 Chapter 11 p.91〜102 Chapter 13 p.106〜110 Chapter 14 p.112〜118
7 特殊な装置による治療	ア 顎顔面補綴装置	【栓塞子〈オブチュレータ〉】	Chapter 19 p.147〜155
	イ 口腔内装置	【顎関節症治療用，睡眠時無呼吸症治療用，ブラキシズム治療用】	
	ウ 舌接触補助床		
	エ 軟口蓋挙上装置		
8 指導と管理	イ 補綴装置に対する指導	【義歯の清掃・管理，支台歯・インプラントの清掃・管理，睡眠中の管理】	Chapter 15 p.121〜123
	オ リコールとメインテナンス	b 残存組織の変化とその対応【リベース，リライン（直接法と間接法）】 c 咬合の変化とその対応 d 機能低下とその対応 e 補綴装置の破損とその対応【技工操作】	Chapter 16 p.124〜126, 132〜139 Chapter 16 p.127〜129 Chapter 16 p.127〜129 Chapter 16 p.130〜132
	カ 治療効果の評価		Chapter 6 p.46〜50

大項目	中項目	小項目	本書対応 Chapter
V　配慮が必要な高齢者・有病者・障害者等に関連した疾患・病態・予防ならびに歯科診療			
3　加齢による口腔・顎顔面領域の症候	ア　機能的変化	a　咀嚼機能 b　摂食嚥下機能 c　発話機能 d　感覚機能 e　反射機能	Chapter 1　p.5～6
	イ　形態的変化	a　顔貌 b　歯，歯列 c　歯槽骨，顎骨 d　口腔粘膜，舌，唾液腺【口腔乾燥，萎縮】 e　顎関節，筋	Chapter 1　p.1～5
4　高齢者・有病者等に関連した臨床評価・診断・治療計画	イ　口腔機能の評価	a　口腔機能および摂食嚥下機能【VF，VE，頸部聴診法，咳テスト，咀嚼機能検査，舌圧検査，オーラルディアドコキネシス，ブローイング検査，反復唾液嚥下テスト〈RSST〉，改訂水飲みテスト〈MWST〉，フードテスト，嚥下スクリーニング質問紙】	Chapter 6　p.46
		b　発話機能	Chapter 6　p.46
		c　唾液量	Chapter 6　p.46
		e　不随意運動【ジスキネジア】	Chapter 1　p.6
5　高齢者等に関連した予防と管理	イ　フレイル予防のための歯科保健管理	d　口腔機能低下症の予防管理	Chapter 1　p.7

参考文献

1) 市川哲雄ほか編：無歯顎補綴治療学．第3版．医歯薬出版，東京，2016.

2) 市川哲雄ほか編：無歯顎補綴治療学．第4版．医歯薬出版，東京，2022.

3) 細井紀雄ほか編：コンプリートデンチャーテクニック．第6版．医歯薬出版，東京，2011.

4) 日本補綴歯科学会編：歯科補綴学専門用語集．第4版．医歯薬出版，東京，2015.

5) 日本補綴歯科学会編：歯科補綴学専門用語集．第5版．医歯薬出版，東京，2019.

6) 日本顎口腔機能学会編：新 よくわかる顎口腔機能．医歯薬出版，東京，2017.

7) 黒岩昭弘：全部床義歯学サイドリーダー．第5版．学建書院，東京，2016.

8) 中嶌　裕ほか編：スタンダード歯科理工学．第7版．学建書院，東京，2019.

Chapter 1

9) 三浦宏子ほか：オーラル・フレイルと今後の高齢者歯科保健施策．保健医療科学，**65**：394〜400，2016.

10) 日本歯科医師会：通いの場で活かすオーラルフレイル対応マニュアル〜高齢者の保健事業と介護予防の一体的実施に向けて〜2020年版，2020.

Chapter 2

11) Neil S. Norton 著（前田健康監訳）：ネッター頭頸部・口腔顎顔面の臨床解剖学アトラス．原著第3版．医歯薬出版，東京，2018.

12) 脇田　稔ほか編：口腔解剖学．第2版．医歯薬出版，東京，2018.

13) 平沼謙二ほか編：コンプリートデンチャーテクニック．第4版．医歯薬出版，東京，1996.

14) 古谷野潔ほか編：目でみる咬合の基礎知識．月刊歯科技工別冊．医歯薬出版，東京，2002.

Chapter 6

15) 山本為之：総義歯臼歯部人工歯の配列について（2）—特に反対咬合について—．補綴臨床，**5**：395〜400，1972.

Chapter 8

16) 林　都志夫編：全部床義歯補綴顎，第1版．医歯薬出版，東京，1982.

Chapter 9

17) 平沼謙二ほか：コンプリートデンチャーの咬合採得．補綴誌，**39**：793〜815，1995.

Chapter 11

18) 河辺清治ほか編：コンプリートデンチャーの臨床．医歯薬出版，東京，1973.

19) Horst Uhlig ほか（小山正宏訳）：ウーリッヒ総義歯顎．Die Quintessenz, Berlin, 1970, 79〜103.

Chapter 16

20) 日本補綴歯科学会編：有床義歯補綴診療のガイドライン（2009改訂版）．日本補綴歯科学会，2009.

21) 日本補綴歯科学会編：リラインとリベースのガイドライン．日補綴歯会誌，**51**：151〜181，2007.

Chapter 18

22) 赤川安正ほか編：よくわかる口腔インプラント学．第3版．医歯薬出版，東京，2017.

Chapter 19

23) 大山喬史編：顎顔面補綴の臨床．医学情報社，東京，2006.

24) 大山喬史編：口唇裂口蓋裂の補綴治療．医歯薬出版，東京，1997.

索引

き

く

け

こ

さ

し

す

せ

そ

た

ち

て

と

な

に

ぬ

ね

は

ひ

ふ

ろ

わ

数字・欧文

— Memo —

— Memo —

【著者略歴】

西《にし》山《やま》　雄《ゆう》一《いち》郎《ろう》

1995 年　鶴見大学歯学部卒業
1999 年　鶴見大学大学院歯学研究科修了
2016 年　鶴見大学歯学部学内講師

歯科国試パーフェクトマスター
全部床義歯補綴学 第 2 版　ISBN978-4-263-45873-0

2019 年 12 月 20 日　第 1 版第 1 刷発行
2021 年 3 月 25 日　第 1 版第 2 刷発行
2022 年 6 月 10 日　第 2 版第 1 刷発行

著　者　西　山　雄一郎
発行者　白　石　泰　夫
発行所　医歯薬出版株式会社

〒113-8612　東京都文京区本駒込 1-7-10
TEL. (03)5395-7638(編集)・7630(販売)
FAX. (03)5395-7639(編集)・7633(販売)
https://www.ishiyaku.co.jp/
郵便振替番号　00190-5-13816

乱丁，落丁の際はお取り替えいたします　印刷・教文堂／製本・皆川製本所

© Ishiyaku Publishers, Inc., 2019, 2022. Printed in Japan

本書の複製権・翻訳権・翻案権・上映権・譲渡権・貸与権・公衆送信権（送信可能化権を含む）・口述権は，医歯薬出版㈱が保有します．
本書を無断で複製する行為（コピー，スキャン，デジタルデータ化など）は，「私的使用のための複製」などの著作権法上の限られた例外を除き禁じられています．また私的使用に該当する場合であっても，請負業者等の第三者に依頼し上記の行為を行うことは違法となります．

JCOPY ＜出版者著作権管理機構 委託出版物＞
本書をコピーやスキャン等により複製される場合は，そのつど事前に出版者著作権管理機構(電話 03-5244-5088, FAX 03-5244-5089, e-mail : info@jcopy.or.jp)の許諾を得てください．

歯科医師国家試験合格に導く好評シリーズ

歯科国試パーフェクトマスター

出題基準改定（令和5年）に対応した改訂版ができました！

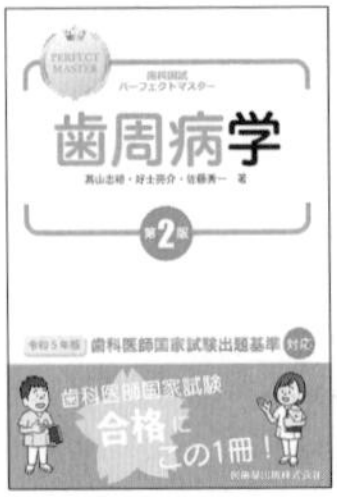

歯周病学 第2版

● 髙山 忠裕・好士 亮介・佐藤 秀一 / 著

定価 3,300円（本体 3,000円＋税10％）
ISBN978-4-263-45872-3

2022年5月下旬発行

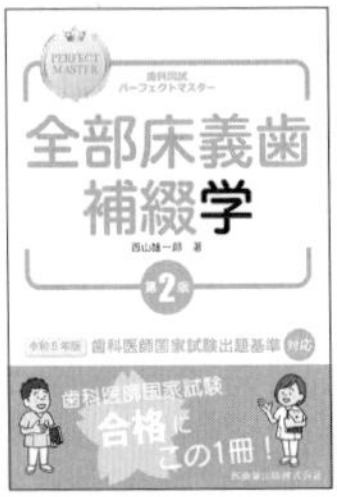

全部床義歯補綴学 第2版

● 西山 雄一郎 / 著

定価 3,300円（本体 3,000円＋税10％）
ISBN978-4-263-45873-0

2022年5月下旬発行

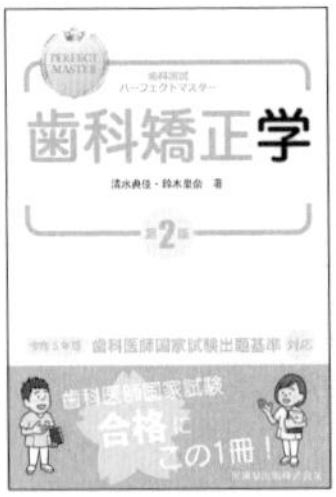

歯科矯正学 第2版

● 清水 典佳・鈴木 里奈 / 著

定価 3,300円（本体 3,000円＋税10％）
ISBN978-4-263-45874-7

2022年5月下旬発行

出題基準改定に対応した改訂版は続々発行予定！

★ 小児歯科学 第5版
河上 智美 / 著

★ 口腔解剖学 第2版
阿部 伸一 / 著

★ 口腔微生物学・免疫学 第2版
寺尾 豊 / 著

★ 口腔組織・発生学 第2版
中村 浩彰 / 著

★ 口腔外科学Ⅰ 第2版
篠塚 啓二・外木 守雄 / 著

★ 口腔生化学 第2版
宇田川 信之 / 著

★ 口腔生理学 第2版
村本 和世 / 著

★ クラウンブリッジ補綴学 第2版
木本 克彦・星 憲幸 / 著

2022年5月現在